CUIDADOS DE ENFERMERÍA

EN DIÁLISIS

LA GUÍA COMPLETA

ALEXANDRE CAREWELL

Índice

« *La nefrología no consiste sólo en comprender los riñones, sino en captar la esencia misma de la vida filtrada gota a gota.* »

INTRODUCCIÓN

Mi carrera como enfermera de diálisis

Hace más de dos décadas, cuando estaba terminando mis estudios de enfermería, nunca podría haber imaginado hasta qué punto la especialidad de diálisis transformaría mi vida profesional y personal. Es una historia de pasión, dedicación, retos y aprendizaje constante. Este es mi viaje por el fascinante mundo de la diálisis.

• Mis comienzos en el mundo de la salud

Todo empezó en un hospital general donde me asignaron a diferentes salas en mi primer año de prácticas. Allí conocí a pacientes con todo tipo de enfermedades, desde recién nacidos hasta ancianos. Sin embargo, una sala en particular me llamó la atención: la de nefrología. Me impresionó la resistencia de los pacientes con insuficiencia renal y la complejidad de los cuidados necesarios para atenderlos. Me di cuenta de que cada sesión de diálisis no era sólo un procedimiento médico, sino una delicada danza entre la tecnología, los conocimientos de enfermería y el bienestar del paciente.

• Sumergirse en la diálisis

Mi interés por la nefrología me llevó a buscar formación especializada en diálisis. Me incorporé a un centro de renombre, donde me formaron algunos de los mejores profesionales del campo. Cada día era una mezcla de retos técnicos, decisiones clínicas rápidas y una profunda interacción humana. Aprendí a entender las máquinas de diálisis, pero más que eso, aprendí a entender a los pacientes que dependían de ellas.

• Retos y recompensas

La diálisis, aunque vital, no está exenta de complicaciones. He sido testigo de momentos difíciles, en los que los pacientes han sufrido complicaciones o se han desanimado por la rutina constante de las sesiones. Pero con estos retos han llegado momentos de triunfo que no tienen precio. Ver a un paciente recuperarse tras una crisis, ayudar a una familia a entender el proceso de diálisis o simplemente compartir una sonrisa con un paciente durante una sesión difícil ha hecho que el camino sea gratificante.

• Aprendizaje continuo

El campo de la nefrología evoluciona constantemente. Regularmente surgen nuevas técnicas y tecnologías, lo que exige que las enfermeras se mantengan al día y adapten sus conocimientos. A lo largo de los años, he asistido a muchas conferencias, he participado en cursos de formación e incluso he contribuido a la investigación para seguir mejorando la atención al paciente.

• Reflexiones

Hoy, echando la vista atrás, estoy llena de gratitud por las experiencias que he vivido y las vidas que he podido tocar. La diálisis es más que un procedimiento médico; es una oportunidad de devolver la vida, sesión tras sesión. Para cualquiera que esté pensando en entrar en este campo, sepa que es un viaje exigente pero profundamente gratificante.

Este viaje como enfermera de diálisis no sólo ha dado forma a mi carrera, sino también a mi visión de la vida. Cada paciente, cada reto y cada éxito me han recordado el valor inestimable de la salud, la determinación y, sobre todo, la empatía humana.

Por qué es esencial la diálisis

La diálisis, una palabra que mucha gente asocia con la complejidad médica, se encuentra en la encrucijada de la tecnología punta y la compasión humana. Pero, ¿por qué es tan crucial? Para responder a esta pregunta, primero tenemos que comprender la naturaleza fundamental de los riñones y su papel vital en el cuerpo humano.

1. LOS RIÑONES: NUESTROS DEPURADORES NATURALES

Los riñones son dos órganos en forma de judía situados a ambos lados de la columna vertebral, justo debajo de la caja torácica. Su función principal es filtrar la sangre para eliminar los desechos y el exceso de líquido, transformando estos residuos en orina. En otras palabras, actúan como depuradores naturales de nuestro organismo, garantizando la eliminación eficaz de las sustancias nocivas.

2. INSUFICIENCIA RENAL: CUANDO LOS DEPURADORES SE ESTROPEAN

A veces los riñones no funcionan correctamente o dejan de funcionar por completo. Esto puede deberse a diversas razones, desde enfermedades genéticas hasta afecciones adquiridas como la hipertensión o la diabetes. Cuando los riñones pierden su capacidad de filtrar la sangre con eficacia, los productos de desecho se acumulan en el organismo, lo que provoca una serie de síntomas peligrosos como fatiga, pérdida de apetito, náuseas e hinchazón de las extremidades.

3. DIÁLISIS: UN REMEDIO QUE SALVA VIDAS

Aquí es donde entra en juego la diálisis. Actúa como un riñón artificial, tomando el relevo cuando los riñones naturales ya no pueden hacer su trabajo. La diálisis permite filtrar la sangre fuera del organismo, eliminando los desechos y el exceso de líquido, y luego devolverla purificada al paciente.

4. UN SALVAVIDAS PARA MUCHOS PACIENTES

Sin la diálisis, los pacientes con insuficiencia renal terminal verían cómo se acumulan toxinas en su organismo, lo que rápidamente podría llegar a ser mortal. Para muchos, la diálisis es literalmente un salvavidas, que permite aumentar la calidad y la esperanza de vida a pesar de una función renal gravemente comprometida.

5. MÁS ALLÁ DE LA FILTRACIÓN: EQUILIBRIO ELECTROLÍTICO Y HORMONAL

Los riñones no sólo son responsables de la filtración. También desempeñan un papel clave en el equilibrio de electrolitos en el organismo y en la producción de ciertas hormonas esenciales. La diálisis también ayuda a regular este equilibrio, garantizando que los niveles de sustancias como el potasio y el sodio se mantengan dentro de unos límites saludables.

La diálisis es mucho más que un simple procedimiento médico. Es un puente hacia la vida para aquellos cuyos riñones no funcionan correctamente. Representa la fusión de la ciencia y la medicina, ofreciendo una oportunidad de supervivencia y una mejor calidad de vida a miles de personas cada día. Para los cuidadores, los pacientes y sus familias, comprender la importancia vital de la diálisis es el primer paso para recorrer con éxito el camino de la insuficiencia renal.

¿A quién va dirigido este libro?

Cuando me propuse escribir esta guía sobre la diálisis, mi ambición no era simplemente ofrecer una visión general técnica. Al contrario, quería ofrecer un recurso completo, accesible y práctico capaz de satisfacer las variadas necesidades de un amplio abanico de lectores. Entonces, ¿a quién va dirigido exactamente este libro?

1. FUTUROS PROFESIONALES SANITARIOS

- **Estudiantes de enfermería:** Este libro es una introducción ideal para quienes acaban de iniciar su curso de enfermería y desean familiarizarse con la especialidad de diálisis.
- **Enfermeras principiantes :** Para quienes acaban de incorporarse a un departamento de diálisis o están considerando hacerlo, esta guía ofrece una visión completa y en profundidad de los procedimientos, técnicas y mejores prácticas de la profesión.
- **Otros profesionales sanitarios: Los** médicos, técnicos y otros profesionales sanitarios que trabajan con equipos de diálisis también se beneficiarán de este libro para comprender mejor el proceso y mejorar la gestión interdisciplinar de los pacientes.

2. LOS PACIENTES Y SUS FAMILIAS

- **Pacientes en diálisis:** Aunque este libro es técnico, algunos capítulos pueden ayudar a los pacientes a comprender el proceso de diálisis, los problemas que conlleva y la importancia del cumplimiento del tratamiento.
- **Familias y seres queridos:** Comprender por lo que están pasando sus seres queridos puede ser tanto tranquilizador como esclarecedor. Este libro proporciona información valiosa para ayudar a las familias a apoyar y acompañar a sus seres queridos a través de su viaje de diálisis.

3. EDUCADORES Y FORMADORES

Los profesores, formadores y otros educadores sanitarios encontrarán en este libro una excelente ayuda didáctica. Puede utilizarse como manual de referencia, para complementar un plan de estudios o como parte de la formación continua.

4. PARA LOS CURIOSOS Y APASIONADOS DE LA MEDICINA

Para quienes siempre han sentido fascinación por el mundo de la medicina y desean profundizar en un tema concreto, este libro ofrece una visión detallada y accesible de la diálisis, su importancia y su funcionamiento.

Conclusión

Mi mayor deseo es que este libro se convierta en un recurso inestimable para todos los que lo lean. Que sea un faro de luz para los profesionales que navegan por las aguas a veces tumultuosas de la diálisis, una fuente de consuelo para los pacientes y sus familias, y un pozo de conocimientos para todos los demás.

Capítulo 1

ENTENDER LA DIÁLISIS

¿Qué es la diálisis?

• Historia y desarrollo de la diálisis

La diálisis puede parecer un invento moderno, pero sus raíces se hunden en la historia de la medicina. La evolución de esta tecnología y las teorías que la rodean son un testimonio fascinante del ingenio humano, la innovación y el eterno imperativo de salvar vidas. He aquí una visión general de la historia y el desarrollo de la diálisis.

1. LOS COMIENZOS: LOS PRINCIPIOS DE LA DIFUSIÓN Y LA ÓSMOSIS

- **El concepto de diálisis:** El término "diálisis" procede del griego "dia", que significa "a través de", y "lisis", que significa "disolución" o "separación". Describe el proceso de separación de solutos a través de una membrana semipermeable.
- **Primeros descubrimientos:** Thomas Graham, químico escocés del siglo XIX, es a menudo llamado el "padre de la diálisis". En 1861 descubrió el principio de la difusión de solutos a través de una membrana, que denominó "diálisis".

2. LOS PRIMEROS INTENTOS

- **Primeras máquinas:** En la década de 1910 se diseñaron las primeras máquinas de diálisis, pero eran rudimentarias e ineficaces para tratar la insuficiencia renal.
- **Innovación durante la guerra:** Fue durante la Segunda Guerra Mundial, ante el gran número de heridos que sufrían insuficiencia renal aguda, cuando se desarrollaron las primeras máquinas de diálisis funcionales, en particular por el Dr. Willem Kolff, considerado el "padre de la diálisis moderna".

3. LA REVOLUCIÓN MODERNA DE LA DIÁLISIS

- **Dializador rotatorio Kolff:** En 1943, Willem Kolff desarrolló el primer dializador rotatorio que utilizaba tubos de celofán. Este fue un punto de inflexión, que condujo a la primera curación con éxito de un paciente en 1945.
- **Diálisis peritoneal:** En los años 50 y 60, los médicos empezaron a experimentar con la diálisis peritoneal, en la que el peritoneo del paciente sirve de membrana de diálisis.
- **Avances tecnológicos:** En las décadas de 1970 y 1980 se produjeron grandes avances en la tecnología de la diálisis, con la introducción de máquinas más seguras, eficaces y cómodas para los pacientes.

4. LA DIÁLISIS HOY

- **Hemodiálisis en casa:** Los avances tecnológicos han hecho posible que muchos pacientes reciban la hemodiálisis en casa, aumentando su comodidad e independencia.
- **Biocompatibilidad y biomimética:** La investigación actual se centra en el desarrollo de membranas más biocompatibles para reducir las reacciones adversas y mejorar la eficacia de la diálisis.
- **Investigación sobre riñones artificiales:** La búsqueda de un riñón artificial portátil o implantable es uno de los Santos Griales de la investigación en nefrología.

Desde la simple observación de los fenómenos naturales hasta la tecnología médica de vanguardia actual, la historia de la diálisis es un testimonio de la determinación humana por superar los retos y mejorar la calidad de vida. Cada innovación, cada descubrimiento ha estado guiado por un profundo deseo de ayudar a quienes padecen insuficiencia renal, haciendo de la diálisis una verdadera celebración de la ciencia y la humanidad.

• Las diferentes formas de diálisis

Aunque a menudo se percibe como un procedimiento uniforme, en realidad la diálisis se presenta en varias formas, cada una de ellas adaptada a necesidades específicas y que ofrece sus propias ventajas e inconvenientes. Estas formas han evolucionado a lo largo de los años, respondiendo tanto a los avances tecnológicos como a los requisitos clínicos de los pacientes. Exploremos las principales formas de diálisis.

1. HEMODIÁLISIS (HD)

Es la forma más extendida de diálisis y la más familiar para el público en general.

- **Principio:** La sangre del paciente se bombea fuera del cuerpo, se filtra a través de un dializador (o riñón artificial) para eliminar los desechos y el exceso de líquido, y luego se devuelve al organismo.
- **Ventajas:** Eficaz, controlada en un entorno hospitalario, permite una estrecha vigilancia del paciente.
- **Desventajas:** Generalmente requiere largas sesiones varias veces por semana, puede ser restrictivo para el paciente, riesgo de infección en el lugar del acceso vascular.

2. HEMODIÁLISIS DOMICILIARIA (HDD)

Una variación de la hemodiálisis tradicional que permite a los pacientes someterse a diálisis en casa.

- **Principio:** Similar a la hemodiálisis estándar, pero realizada en casa con un equipo especialmente adaptado.
- **Beneficios:** Mayor flexibilidad, posibilidad de sesiones de diálisis más frecuentes pero más cortas, mejora de la calidad de vida.
- **Desventajas:** Requiere una amplia formación, la creación de un entorno doméstico adecuado y la

responsabilidad del paciente o de un cuidador para administrar el tratamiento.

3. DIÁLISIS PERITONEAL (DP)

- **Principio:** El peritoneo, una membrana natural del abdomen, se utiliza como filtro. Se introduce una solución de diálisis en la cavidad abdominal y, al cabo de cierto tiempo, se drena, llevándose consigo los productos de desecho y el exceso de líquido.
- **Ventajas:** Puede realizarse en casa, mayor libertad para el paciente, no necesita maquinaria pesada, mayor conservación de la función renal residual.
- **Desventajas:** Riesgo de infección peritoneal, requiere varios intercambios de fluidos al día o una máquina para diálisis peritoneal automatizada por la noche.

4. DIÁLISIS HEPÁTICA

Menos común y utilizado principalmente para la insuficiencia hepática aguda.

- **Principio:** Similar a la hemodiálisis, pero diseñada para eliminar las sustancias tóxicas que se acumulan como resultado de una insuficiencia hepática.
- **Beneficios:** Puede salvar la vida de pacientes que esperan un trasplante de hígado o que se recuperan de una hepatitis grave.
- **Desventajas:** Menos común, requiere equipo especializado.

La elección entre estas distintas formas de diálisis dependerá de muchos factores, como el estado general de salud del paciente, su estilo de vida, sus preferencias personales y su ubicación geográfica. Es vital que los pacientes y los profesionales sanitarios colaboren estrechamente para identificar el método más adecuado y eficaz para cada persona.

• Diálisis como sustitución renal

Los riñones desempeñan un papel vital en el mantenimiento del equilibrio homeostático del organismo, filtrando los productos de desecho y el exceso de líquido y excretándolos en forma de orina. Cuando los riñones ya no pueden realizar esta función vital, la diálisis se convierte en una alternativa esencial. Echemos un vistazo a la diálisis como sustitución renal.

1. PRINCIPALES FUNCIONES DE LOS RIÑONES

- **Filtración y eliminación:** Los riñones filtran entre 120 y 150 litros de sangre al día para producir entre 1 y 2 litros de orina, eliminando los residuos y el exceso de sustancias.
- **Equilibrio de fluidos:** Regulan el volumen y la concentración de los diferentes fluidos corporales.
- **Regulación de electrolitos:** Los riñones mantienen el equilibrio de electrolitos como el sodio, el potasio y el calcio.
- **Producción de hormonas:** Producen hormonas que influyen en otras funciones corporales, como la producción de glóbulos rojos (eritropoyetina) y la regulación de la presión arterial (renina).

2. LA NECESIDAD DE UN SUSTITUTO RENAL

- **Insuficiencia renal aguda (IRA):** Deterioro repentino de la función renal, a menudo reversible con un tratamiento adecuado.
- **Insuficiencia renal crónica (IRC):** Deterioro progresivo y a menudo irreversible de la función renal que requiere un tratamiento a largo plazo.

3. CÓMO SE UTILIZA LA DIÁLISIS COMO SUSTITUTO DEL RIÑÓN

- **Eliminación de residuos:** Al igual que un riñón natural, la diálisis elimina los residuos y el exceso de sustancias de la sangre.

- **Equilibrio de electrolitos:** La diálisis ayuda a regular niveles como el potasio, el sodio y el bicarbonato, para mantener un equilibrio electrolítico estable.
- **Eliminación del exceso de líquido:** Al eliminar el exceso de líquido, la diálisis ayuda a prevenir el edema, la hipertensión y otras complicaciones asociadas a la sobrecarga de líquidos.
- **Ayuda a regular la presión arterial:** Al mantener un equilibrio adecuado de volumen y fluidos.

4. LIMITACIONES DE LA DIÁLISIS COMO SUSTITUCIÓN RENAL

- **No es una copia exacta:** Aunque la diálisis imita muchas funciones renales, no puede sustituir por completo a un riñón natural en funcionamiento.
- **Falta de producción de hormonas:** Las máquinas de diálisis no pueden producir hormonas del mismo modo que los riñones naturales.
- **Frecuencia y duración: Las** sesiones de diálisis suelen ser necesarias varias veces por semana y pueden durar varias horas, a diferencia de los riñones naturales, que funcionan de forma continua.

Aunque la diálisis es esencial para muchas personas que sufren insuficiencia renal, nunca sustituye por completo la función de un riñón sano. Actúa como un puente, prolongando la vida y mejorando la calidad de vida, mientras se espera un posible trasplante de riñón o la recuperación de la función renal. Comprender las capacidades y limitaciones de la diálisis permite gestionar mejor a los pacientes y adaptar los cuidados a las necesidades individuales.

¿Por qué algunos pacientes ¿necesita diálisis?

• Insuficiencia renal aguda

La insuficiencia renal aguda, también conocida como lesión renal aguda, es una afección en la que los riñones dejan de funcionar correctamente de forma repentina, dejando de filtrar los productos de desecho de la sangre. Esta afección puede progresar en cuestión de horas o días y puede ser potencialmente mortal si no se trata a tiempo. Echemos un vistazo más de cerca a esta afección.

1. CAUSAS DE LAS IRA

Las IRA pueden estar causadas por multitud de factores, generalmente clasificados en tres categorías principales:

- **Prerrenal:** Problemas que afectan al flujo sanguíneo hacia los riñones.
  - Deshidratación
  - Shock (hipovolémico, cardiogénico)
  - Medicamentos que afectan al riego sanguíneo renal, como los AINE
  - Trastornos cardíacos
- **Renal (o intrínseca):** Problemas directamente relacionados con los riñones.
  - Glomerulonefritis
  - Fármacos nefrotóxicos (como ciertos antibióticos)
  - Enfermedades autoinmunes
  - Infecciones renales
  - Enfermedades vasculares renales
- **Postrenal:** Obstrucciones que afectan a la evacuación de la orina.
  - Cálculos renales
  - Hipertrofia de próstata
  - Tumores
  - Obstrucciones de las vías urinarias

2. SÍNTOMAS DE LAS IRA

Los síntomas pueden variar en función de la gravedad de la afección y de la causa subyacente:

- Reducción de la producción de orina
- Retención de agua, que provoca hinchazón de piernas, tobillos o pies.
- Falta de aliento
- Fatiga
- Confusión
- Náuseas
- Latidos irregulares

3. DIAGNÓSTICO

El diagnóstico se basa generalmente en :

- Historial médico y síntomas del paciente
- Análisis de sangre para medir la creatinina y la urea
- Análisis de orina
- Ecografía u otras pruebas de imagen

4. TRATAMIENTO

El tratamiento depende de la causa del FRA:

- **Tratamiento de la causa subyacente:** Por ejemplo, dejar de tomar un fármaco nefrotóxico o tratar una infección.
- **Tratamiento de los síntomas y las complicaciones:** Puede incluir medicación para equilibrar los niveles de electrolitos, diuréticos para aumentar la producción de orina u otros tratamientos para controlar síntomas específicos.
- **Diálisis:** En los casos graves en los que los riñones no recuperan su función rápidamente, puede ser necesaria una diálisis temporal para sustituir la función de filtración de los riñones.

5. PREVENCIÓN

Aunque no todas las causas de las IRA pueden evitarse, ciertas medidas preventivas pueden reducir el riesgo:

- Una hidratación adecuada, sobre todo durante una actividad física intensa o cuando hace calor.
- Uso prudente de medicamentos, en particular los que puedan afectar a la función renal.
- Controles sanitarios regulares para las personas en situación de riesgo.

La insuficiencia renal aguda es una urgencia médica que requiere una intervención rápida. Con un diagnóstico precoz y un tratamiento adecuado, a menudo puede restablecerse la función renal. La clave es el reconocimiento rápido de los síntomas y la intervención médica inmediata.

• Insuficiencia renal crónica

La enfermedad renal crónica (ERC) es una pérdida progresiva y normalmente irreversible de la función renal. Se produce cuando los riñones están dañados y ya no pueden filtrar la sangre con la misma eficacia que antes. Echemos un vistazo más de cerca a esta enfermedad.

1. CAUSAS DE LA ERC

Una serie de afecciones pueden conducir a la ERC, entre ellas :
- **Diabetes:** Es la causa más frecuente de ERC. El exceso de azúcar en la sangre puede dañar las nefronas, las unidades de filtración de los riñones.
- **Hipertensión:** La hipertensión no controlada puede causar daños en los vasos sanguíneos de los riñones.
- **Glomerulonefritis:** Inflamación de los glomérulos, que son las pequeñas unidades de filtración de los riñones.
- **Enfermedades hereditarias: como la** poliquistosis renal.
- **Obstrucciones urinarias: como** cálculos renales o hipertrofia prostática.
- Enfermedades autoinmunes: como el lupus.

2. SÍNTOMAS DE LA ERC

Los síntomas suelen ser sutiles y pueden desarrollarse lentamente a lo largo de varios años. Incluyen:

· Fatiga y debilidad
· Falta de aliento
· Hinchazón de tobillos, pies y manos
· Sensación persistente de picor
· Micción frecuente, especialmente por la noche
· Hipertensión
· Pérdida de apetito
· Trastornos del sueño
· Náuseas o vómitos
· Problemas de concentración

3. DIAGNÓSTICO

El diagnóstico se basa en :

· **Análisis de sangre:** Medición de los niveles de creatinina y urea.
· **Análisis de orina:** Evaluación de proteínas y otras anomalías.
· **Imágenes médicas:** ecografía, resonancia magnética o tomografía computarizada para visualizar los riñones.
· **Biopsia renal: Se** toma una pequeña muestra de tejido renal para examinarla al microscopio.

4. TRATAMIENTO

Aunque la ERC a menudo no puede revertirse, es posible controlar la enfermedad y ralentizar su progresión:

· **Controlar las causas subyacentes: Por ejemplo,** controlar la diabetes o la hipertensión.
· **Medicación:** Para tratar los síntomas y las complicaciones, como diuréticos, antihipertensivos o fármacos para regular los niveles de electrolitos.
· **Cambios en la dieta:** Limitar la ingesta de proteínas, sal y otros minerales puede ayudar a reducir la carga de trabajo de los riñones.

- **Diálisis:** Cuando los riñones ya no pueden funcionar correctamente, puede ser necesaria la diálisis para sustituir su función de filtración.
- **Trasplante de riñón:** Se trata de una opción para determinados pacientes, en la que un riñón sano de un donante sustituye a un riñón enfermo.

5. PREVENCIÓN

La prevención se basa en controlar las afecciones subyacentes y mantener un estilo de vida saludable:
- Control regular de la tensión arterial y de los niveles de azúcar en sangre.
- Mantenga un peso saludable.
- Adopte una dieta equilibrada.
- Limite el consumo de alcohol y evite fumar.
- Evite los fármacos nefrotóxicos no esenciales.

La enfermedad renal crónica es una afección médica grave con consecuencias potencialmente graves para la salud. Con una detección precoz, una gestión adecuada y cambios en el estilo de vida, es posible ralentizar su progresión y controlar eficazmente los síntomas. La concienciación sobre la ERC es crucial para garantizar una gestión precoz y mejorar la calidad de vida de los pacientes.

• Otras indicaciones para la diálisis

Aunque la insuficiencia renal crónica y aguda son las principales razones por las que se suele recurrir a la diálisis, existen otras afecciones y situaciones médicas que pueden requerirla. He aquí un resumen de otras indicaciones para la diálisis:

1. INTOXICACIÓN Y SOBREDOSIS

- **Medicamentos:** Ciertos fármacos, como los barbitúricos, el litio y la aspirina, pueden provocar diálisis si se toman en sobredosis.

- **Toxinas: En** caso de intoxicación por ciertas sustancias, la diálisis puede ayudar a eliminar la toxina del sistema, como ocurre con el etilenglicol (anticongelante) o el metanol.

2. DESEQUILIBRIO ELECTROLÍTICO

- **Hiperpotasemia grave:** Una concentración elevada de potasio en la sangre puede ser mortal, ya que afecta a la función cardiaca. Puede recurrirse a la diálisis para eliminar rápidamente el exceso de potasio.
- **Desequilibrios graves en otros electrolitos:** Como niveles muy altos de calcio o fosfato.

3. ACIDOSIS METABÓLICA GRAVE

Cuando el organismo produce un exceso de ácidos o no puede eliminarlos correctamente, puede producirse una acidosis. En algunos casos, el riñón no puede restablecer el equilibrio ácido-base, lo que hace necesaria la diálisis.

4. SOBRECARGA DE AGUA

En algunos pacientes, sobre todo los que padecen insuficiencia cardíaca, la capacidad del organismo para eliminar el exceso de líquido puede verse comprometida, lo que provoca una sobrecarga de líquidos. Si los diuréticos no son eficaces, puede ser necesaria la diálisis para eliminar este exceso de líquido.

5. SÍNDROMES DE MIELOMA

En algunos casos de mieloma múltiple, se producen grandes cantidades de proteínas ligeras (cadenas ligeras), que pueden dañar los riñones. La diálisis puede ayudar a eliminar estas proteínas de la sangre.

6. ENFERMEDADES AUTOINMUNES

En afecciones como el lupus eritematoso sistémico, en el que existe una producción anormal de anticuerpos que pueden dañar los riñones, puede ser necesaria la diálisis, especialmente durante un brote grave de la enfermedad.

7. OTRAS ENFERMEDADES SISTÉMICAS
Ciertas enfermedades, como la esclerodermia o la vasculitis, pueden repercutir en la función renal. En casos avanzados o en presencia de complicaciones, la diálisis puede ser una opción de tratamiento.

Aunque la insuficiencia renal sigue siendo la indicación más común para la diálisis, también se utiliza como tratamiento vital en otras muchas situaciones médicas. Comprender estas indicaciones permite a los profesionales sanitarios actuar con rapidez cuando un paciente pueda beneficiarse de un procedimiento de diálisis. La capacidad de la diálisis para filtrar rápidamente la sangre de diversas sustancias la hace esencial en una amplia gama de entornos clínicos.

Capítulo 2

EL ENTORNO DE LA DIÁLISIS

Organización del departamento de diálisis

Dirigir un departamento de diálisis requiere una organización meticulosa para garantizar la seguridad de los pacientes, proporcionar una atención de calidad, optimizar los recursos y garantizar el bienestar de los profesionales. He aquí cómo se organiza generalmente un departamento de diálisis:

1. ESTRUCTURA DEL SERVICIO
- **Salas de diálisis:** Estas zonas están equipadas con sillas o camas para los pacientes, así como máquinas de diálisis, equipos de monitorización y otros equipos esenciales.
- **Área de recepción:** para registrar a los pacientes a su llegada, gestionar sus citas y dirigirlos a la sala de diálisis.
- **Zonas de preparación:** Estas zonas están dedicadas a la preparación de las soluciones de diálisis y del equipo necesario.

2. PERSONAL DEL DEPARTAMENTO
- **Enfermeras especializadas en diálisis: Desempeñan** un papel fundamental en el desarrollo de las sesiones, el seguimiento de los pacientes, la preparación de las máquinas y la gestión de cualquier complicación.
- **Nefrólogos:** Especialistas renales que supervisan el tratamiento, ajustan los parámetros de diálisis y tratan las complicaciones médicas.
- **Técnicos de diálisis:** Preparan y mantienen las máquinas, se aseguran de que el equipo funciona correctamente y a veces ayudan durante las sesiones.

- **Asistentes sociales:** Proporcionan apoyo en aspectos no médicos, como asesoramiento, derivación a recursos o gestión de problemas sociales y financieros.
- **Dietistas:** Aconsejan a los pacientes sobre las dietas adecuadas para la diálisis y les ayudan a gestionar las restricciones alimentarias.
- **Personal administrativo:** Gestionan aspectos administrativos como la reserva de citas, la facturación y la coordinación con otros servicios médicos.

3. PROTOCOLOS Y PROCEDIMIENTOS

- **Procedimientos de admisión:** evaluación inicial del paciente, creación de historias clínicas, planificación del programa de diálisis.
- **Protocolos de seguridad:** definen las medidas para prevenir infecciones, gestionar los residuos médicos, garantizar la esterilización de los equipos y velar por la seguridad de los pacientes y el personal.
- **Formación continua:** Programas regulares para el personal con el fin de mantenerlo al día de las últimas técnicas, investigaciones y normas de seguridad en diálisis.

4. COLABORACIÓN INTERDISCIPLINAR

- **Reuniones periódicas:** Estas reuniones entre nefrólogos, enfermeras, técnicos, dietistas y trabajadores sociales permiten examinar los casos de los pacientes, debatir los retos y coordinar los cuidados.
- **Enlace con otros servicios:** colaboración con los servicios de radiología para las fístulas arteriovenosas, con cirugía para los trasplantes de riñón o con psicología para el apoyo emocional.

5. **MEJORA CONTINUA**

- **Opinión de los pacientes:** encuestas o entrevistas para conocer la experiencia de los pacientes y sugerir mejoras.
- **Auditoría interna:** revisión periódica de los procesos, los resultados de los pacientes y las normas de atención para identificar áreas de mejora.

Organizar un servicio de diálisis es una tarea compleja que requiere una estrecha coordinación entre muchos profesionales y una atención constante a la seguridad y la calidad de los cuidados. Un servicio bien gestionado no sólo mejora los resultados de los pacientes sino que también contribuye a su bienestar general y al de los profesionales que les atienden.

Equipo necesario para una sesión de diálisis

• Máquinas de diálisis

La máquina de diálisis es el corazón del tratamiento de diálisis. Su diseño y funcionamiento son esenciales para purificar la sangre de los pacientes que sufren insuficiencia renal. Esta sección explora la estructura, el funcionamiento y el mantenimiento de estas máquinas.

1. ESTRUCTURA Y COMPONENTES DE LA MÁQUINA

- **Monitor:** Muestra parámetros de diálisis como el flujo sanguíneo, el tiempo transcurrido, el volumen de solución de diálisis y otra información esencial.
- **Bomba de sangre:** Regula la circulación de la sangre del paciente a través del dializador.
- **Dializador:** También conocido como "riñón artificial", es donde tiene lugar el intercambio entre la sangre del paciente y la solución de diálisis.

- **Bombas de solución de diálisis:** Controlan el flujo de solución de diálisis a través del dializador.
- **Sistema de calentamiento:** calienta la solución de diálisis a una temperatura adecuada antes de que llegue al dializador.
- **Sistema de alarma:** Avisa de anomalías o fallos de funcionamiento.

2. CÓMO FUNCIONA

- **Preparación de la máquina:** Antes de cada sesión, se prepara la máquina, asegurándose de que todos los componentes funcionan correctamente y de que las soluciones necesarias están listas.
- **Circulación sanguínea:** La sangre se extrae del paciente, normalmente a través de un acceso vascular como una fístula, y después se bombea a través del dializador.
- **Depuración:** En el dializador, la sangre se separa de la solución de diálisis mediante una membrana semipermeable. Los productos de desecho y el exceso de líquido se transfieren del torrente sanguíneo a la solución de diálisis, que se drena a continuación.
- **Retorno de la sangre:** Tras pasar por el dializador, la sangre purificada se devuelve al paciente.

3. CUIDADO Y MANTENIMIENTO

- **Limpieza diaria:** Después de cada sesión, la máquina se limpia para evitar infecciones y garantizar un rendimiento óptimo.
- **Desinfección:** Las máquinas se desinfectan regularmente para eliminar cualquier contaminación microbiana.
- **Mantenimiento regular:** Componentes como las bombas y los sistemas de alarma se revisan y mantienen regularmente para garantizar que funcionan correctamente.

- **Sustitución de piezas: Con el** tiempo, algunas piezas pueden desgastarse y es necesario sustituirlas para garantizar un tratamiento seguro y eficaz.

4. INNOVACIONES Y AVANCES TECNOLÓGICOS

- **Máquinas portátiles: Las** nuevas máquinas compactas permiten a los pacientes recibir diálisis en casa o en movimiento.
- **Personalización: Los** avances tecnológicos permiten personalizar aún más los parámetros de diálisis para cada paciente.
- **Tecnologías de integración: Las** máquinas modernas pueden integrarse a menudo con otros sistemas hospitalarios, lo que permite su supervisión y gestión a distancia.

Las máquinas de diálisis son aparatos complejos y vitales que requieren una atención constante y un mantenimiento meticuloso. Comprender su estructura y funcionamiento es esencial para cualquier profesional que trabaje en un departamento de diálisis. A medida que avanza la tecnología, estas máquinas siguen evolucionando, ofreciendo mejores cuidados a los pacientes que sufren insuficiencia renal.

• Suministros y consumibles

En el entorno de la diálisis, es crucial disponer de los suministros y consumibles adecuados para garantizar una atención al paciente segura y eficaz. Estos artículos suelen ser de un solo uso para evitar infecciones y garantizar la esterilidad. He aquí una visión general de los suministros y consumibles que se utilizan habitualmente en un departamento de diálisis:

1. ACCESO VASCULAR

- **Catéteres:** Utilizados para un acceso temporal o permanente, se insertan en grandes vasos sanguíneos.
- **Agujas:** Especialmente diseñadas para fístulas arteriovenosas e injertos.
- **Vendas y apósitos:** Para cubrir y proteger la zona de acceso después de la diálisis.

2. DIALIZADOR Y CIRCUITOS

- **Máquinas de diálisis desechables:** También conocidas como "riñones artificiales", contienen una membrana semipermeable para filtrar la sangre.
- **Tubo:** Tubo que conecta al paciente con la máquina de diálisis.
- **Soluciones de enjuague:** Para preparar y probar el circuito antes de la diálisis.

3. SOLUCIONES DE DIÁLISIS

- **Bolsas de solución concentrada:** se mezclan con agua purificada para crear la solución de diálisis.
- **Ácido bicarbonato:** A menudo se utiliza para ajustar el pH de la solución de diálisis.

4. MEDICAMENTOS Y ANTICOAGULANTES

- **Heparina:** Previene la coagulación de la sangre durante la diálisis.
- **Medicación para tratar las complicaciones:** Como antihipertensivos, soluciones de calcio o fármacos contra las náuseas.

5. SUMINISTROS DE LIMPIEZA Y DESINFECCIÓN

- **Soluciones desinfectantes:** Para la limpieza de máquinas y superficies.
- **Toallitas estériles:** Para limpiar los puntos de acceso o las zonas de la piel.

6. SUMINISTROS DE PRUEBA
- **Tiras reactivas:** Para comprobar la calidad del agua y la concentración de la solución.
- **Kits de toma de muestras de sangre:** Para controlar los niveles de electrolitos, la función renal y otros parámetros importantes.

7. ARTÍCULOS VARIOS
- **Guantes desechables:** Para protección y prevención de infecciones.
- **Bolsas para residuos médicos:** Para la eliminación segura de consumibles usados.
- **Jeringuillas y agujas:** Para administrar medicamentos o tomar muestras.

8. EQUIPO DE PROTECCIÓN INDIVIDUAL (EPI)
- **Batas:** Protegen al personal del contacto accidental con sangre o soluciones.
- **Máscaras y gafas:** Proteja contra salpicaduras.
- **Gorros y sobrecalzado:** Para mantener un entorno estéril.

Los suministros y consumibles para diálisis desempeñan un papel esencial para garantizar que el tratamiento no sólo sea eficaz, sino también seguro para los pacientes y el personal sanitario. La gestión de estos consumibles requiere una organización rigurosa, un almacenamiento adecuado y una formación continua del personal para garantizar su uso correcto y eficaz.

Normas de salud y seguridad

La higiene y la seguridad son de vital importancia en un departamento de diálisis. Los pacientes de diálisis suelen estar inmunodeprimidos y corren un mayor riesgo de infección. Además, el proceso de diálisis implica la exposición directa a la sangre, lo que aumenta el riesgo de transmisión de enfermedades. He aquí una visión general de las normas esenciales de salud y seguridad en el contexto de la diálisis:

1. HIGIENE DE LAS MANOS
- **Lavado regular de manos:** Antes y después de cada paciente, antes y después de ponerse guantes, y después de cualquier contacto con fluidos corporales.
- **Uso de desinfectantes a base de alcohol:** Además de lavarse las manos con agua y jabón.

2. EQUIPO DE PROTECCIÓN INDIVIDUAL (EPI)
- **Guantes:** Cámbiese entre pacientes y después de cualquier contacto con sangre u otros fluidos corporales.
- **Batas, mascarillas, gafas protectoras:** Deben llevarse durante los procedimientos en los que exista riesgo de salpicaduras.
- **Manipulación y eliminación:** Quítese y elimine adecuadamente el EPI para evitar la contaminación cruzada.

3. DESINFECCIÓN Y ESTERILIZACIÓN
- **Superficies:** Limpie y desinfecte regularmente las superficies, especialmente las que estén en contacto directo con el paciente o el equipo.
- **Máquinas de diálisis:** Siga las instrucciones específicas del fabricante para su limpieza y desinfección.
- **Instrumentos reutilizables:** Esterilícelos de acuerdo con las normas médicas después de cada uso.

4. GESTIÓN DE RESIDUOS
- **Contenedores específicos:** Utilice contenedores específicamente diseñados para residuos biomédicos.

- **Eliminación segura: Asegúrese** de que los residuos se recogen y eliminan de acuerdo con las normas reglamentarias.

5. SEGURIDAD DEL PACIENTE
- **Educación:** Los pacientes deben ser informados sobre los riesgos, los beneficios y el procedimiento de la diálisis.
- **Seguimiento:** Seguimiento constante de los pacientes durante la diálisis para detectar cualquier problema en una fase temprana.

6. SEGURIDAD DEL PERSONAL
- **Formación:** El personal debe recibir formación periódica sobre las mejores prácticas en materia de salud y seguridad.
- **Vacunas: Asegúrese** de que todo el personal está al día con las vacunas necesarias, en particular la de la hepatitis B.

7. PREVENCIÓN DE INFECCIONES
- **Control del agua:** El agua utilizada para la diálisis debe analizarse y tratarse regularmente para eliminar los contaminantes.
- **Prevención de las infecciones relacionadas con el acceso vascular:** Utilice técnicas asépticas para la inserción y el mantenimiento de catéteres, fístulas e injertos.8. Urgencias
- **Equipos de emergencia:** Tenga a mano equipos de emergencia, como un desfibrilador, un kit de emergencia y oxígeno.
- **Protocolos de emergencia: El** personal debe estar formado para reaccionar rápidamente ante emergencias como caídas, reacciones alérgicas o complicaciones cardiovasculares.

Las normas de higiene y seguridad en diálisis son esenciales para proteger tanto a los pacientes como al personal. Requieren una vigilancia constante, una formación periódica y una actualización en función de las nuevas investigaciones y recomendaciones. Cumpliendo estas normas, los servicios de diálisis pueden ofrecer una atención de alta calidad minimizando los riesgos para todos.

Capítulo 3

EL PAPEL
DE LA
ENFERMERA
DE DIÁLISIS

Preparación del paciente

• Evaluación clínica

La evaluación clínica es una parte fundamental de la gestión de los pacientes en diálisis. Sirve para determinar el estado general de salud del paciente, la eficacia de la diálisis y la posible presencia de complicaciones o nuevas patologías. He aquí una guía detallada de la evaluación clínica de un paciente en diálisis:

1. CUESTIONAR

- **Síntomas generales:** Fatiga, pérdida de peso, fiebre, náuseas, vómitos o cualquier otro síntoma inusual.
- **Síntomas específicos:** Calambres, picor, dificultad respiratoria, edema, hipertensión o hipotensión, dolor en el lugar del acceso vascular.
- **Medicación:** Todos los medicamentos actuales, cambios recientes, alergias a medicamentos y efectos secundarios.
- **Historial médico:** Enfermedades previas, cirugías, hospitalizaciones y otros tratamientos médicos.

2. EXAMEN FÍSICO

- **Vitalidad:** Medición de la tensión arterial, la frecuencia cardiaca, la frecuencia respiratoria y la temperatura.
- **Sitio de acceso vascular:** Compruebe si hay enrojecimiento, hinchazón, calor o dolor. Escuche los sonidos del flujo sanguíneo (thrill) para confirmar que funciona correctamente.
- **Examen cardiovascular:** Escuche los ruidos cardíacos, compruebe si hay edemas en las piernas, evalúe la circulación periférica.
- **Examen pulmonar:** Escuche los pulmones en busca de sibilancias, estertores u otros sonidos anormales.

- **Exploración abdominal:** Palpe para detectar cualquier masa, dolor o distensión.

3. EVALUACIONES DE LABORATORIO
- **Análisis de sangre:** Medir los niveles de urea, creatinina, electrolitos, bicarbonato, hemoglobina y otros indicadores importantes para evaluar la función renal y la eficacia de la diálisis.
- **Análisis de orina:** para comprobar la presencia de proteínas, sangre u otras anomalías.
- **Otras pruebas específicas: Por** ejemplo, niveles de hormona paratiroidea para pacientes con hiperparatiroidismo secundario.

4. EVALUACIONES DE LA CALIDAD DE VIDA
- **Estados emocionales y mentales:** Depresión, ansiedad u otros problemas psicológicos comunes en pacientes en diálisis.
- **Nivel de actividad y capacidad funcional:** Evalúe la capacidad del paciente para realizar las actividades cotidianas.

5. EVALUACIÓN NUTRICIONAL
- **Peso:** Vigile las fluctuaciones de peso para evaluar el equilibrio de líquidos.
- **Ingesta dietética:** Examine la dieta para asegurarse de que es adecuada para la afección renal.

6. EVALUACIONES PERIÓDICAS
- **Reevaluación periódica:** Los pacientes deben ser evaluados periódicamente para controlar su evolución y ajustar el tratamiento si es necesario.
- **Consultas con otros especialistas:** según sea necesario, por ejemplo, un cardiólogo, un endocrinólogo o un psicólogo.

La evaluación clínica es un proceso continuo que requiere atención al detalle, escucha activa y una estrecha colaboración con el paciente. Permite detectar precozmente los problemas, ajustar el tratamiento y proporcionar una atención integral, optimizando los resultados para los pacientes en diálisis.

• Preparación psicológica

La diálisis es una transición importante para la mayoría de los pacientes. Más allá de las implicaciones físicas, la diálisis puede tener un profundo impacto emocional y psicológico. Por lo tanto, la preparación psicológica es esencial para ayudar a los pacientes a gestionar esta nueva fase de sus vidas.

1. RECONOCER EL IMPACTO EMOCIONAL

- **Cambios en el estilo de vida:** Incluyen cambios en la rutina diaria y compromiso con el tratamiento.
- **Miedos y ansiedades:** Reconozca las preocupaciones sobre el procedimiento, el futuro y los cambios en la salud.
- **Sentimientos de pérdida:** Identifique los sentimientos de pérdida de la función renal normal y de la independencia.

2. APOYO EMOCIONAL

- **Grupos de apoyo:** Dirija a los pacientes a grupos de apoyo donde puedan compartir sus experiencias y aprender de los demás.
- **Terapia individual:** Para quienes la necesiten, la terapia puede ayudar a afrontar sentimientos de depresión, ansiedad o duelo.
- **Familia y amigos:** Anime a los pacientes a hablar de sus sentimientos y preocupaciones con sus allegados.

3. EDUCACIÓN E INFORMACIÓN

- **Proceso de diálisis:** Explicar detalladamente qué esperar durante la diálisis puede ayudar a reducir la ansiedad.
- **Control de los síntomas:** Información sobre cómo controlar los efectos secundarios más comunes, como la fatiga, los calambres o la tensión baja.
- **Derechos del paciente:** Asegurar a los pacientes sus derechos, incluido el derecho a participar en la toma de decisiones sobre su tratamiento.

4. TÉCNICAS DE GESTIÓN DEL ESTRÉS

- **Relajación:** enseñar a los pacientes técnicas como la respiración profunda, la meditación y la visualización guiada.
- **Actividad física:** Fomente la actividad física adecuada para reducir el estrés y mejorar el estado de ánimo.
- **Aficiones y actividades recreativas:** Motivar a los pacientes para que sigan o encuentren nuevas aficiones con las que distraerse y relajarse.

5. PREPARARSE PARA LOS CAMBIOS DE RUTINA

- **Planificación:** Ayudar a los pacientes a planificar su horario para encajar las sesiones de diálisis.
- **Adaptarse al lugar de trabajo:** Discuta posibles acuerdos con su empleador, como horarios de trabajo flexibles.

6. FOMENTAR LA AUTONOMÍA

- **Formación para la autodiálisis:** Algunos pacientes pueden optar por la autodiálisis en casa. Entrenarles adecuadamente puede reforzar su sensación de independencia.
- **Participación activa:** Anime a los pacientes a hacer preguntas y a tomar parte activa en su tratamiento.

7. SEGUIMIENTO CONTINUO

- **Seguimiento regular:** Planifique consultas regulares con un psicólogo o consejero para controlar el estado emocional y psicológico del paciente.

La preparación psicológica es un aspecto crucial de la gestión de los pacientes en diálisis. Reconocer y abordar los retos emocionales y mentales asociados a la diálisis puede mejorar la calidad de vida del paciente y aumentar el cumplimiento del tratamiento. Un enfoque integral que abarque el apoyo emocional, la educación y la gestión del estrés es esencial para apoyar a los pacientes a lo largo de su viaje de diálisis.

Puesta en marcha y monitorización de la diálisis

• Conexión y desconexión

Una de las etapas más técnicas del proceso de diálisis es la conexión y desconexión del paciente a y de la máquina de diálisis. Este procedimiento, que requiere precisión y vigilancia, es esencial para garantizar la seguridad del paciente. A continuación le ofrecemos un resumen detallado de estos pasos:

1. PREPARACIÓN

- **Comprobación del equipo:** Asegúrese de que todos los consumibles están disponibles: líneas de diálisis, solución de dializado, anticoagulantes, apósitos, guantes estériles, etc.
- **Comprobación de la máquina: Asegúrese** de que la máquina de diálisis está limpia, funciona correctamente y está lista para la sesión.

- **Preparación del paciente:** Compruebe el lugar de acceso vascular en busca de signos de infección o complicación.

2. CONEXIÓN
- **Lavado de manos:** Es un paso crucial para evitar la contaminación.
- **Preparación del lugar de acceso:** Limpie el lugar de acceso vascular con un antiséptico adecuado y déjelo secar.
- **Conexión:** Conecte las líneas de diálisis a la máquina. Asegúrese de que se elimina completamente el aire de las líneas para evitar una embolia gaseosa.
- **Inserción de agujas:** Si el paciente está utilizando una fístula o un injerto, inserte las agujas de acuerdo con los protocolos. Si el paciente utiliza un catéter, conéctelo a las vías.
- **Inicie la diálisis: Una vez que** todo esté conectado correctamente, inicie el proceso de diálisis siguiendo los parámetros prescritos.

3. SUPERVISIÓN
- **Durante la diálisis:** Vigile continuamente al paciente para detectar signos de malestar, hipotensión u otras complicaciones.
- **Supervisión de la máquina: Asegúrese** de que la máquina funciona correctamente y de que las alarmas están activadas.

4. DESCONECTE
- **Parada de la máquina:** Cuando termine la sesión, pare la máquina de diálisis y controle los signos vitales del paciente.
- **Retirada de las agujas:** Retire suavemente las agujas de la fístula o el injerto, aplicando una suave presión para evitar hemorragias.

- **Desconexión del catéter:** Si se utiliza un catéter, desconéctelo de las líneas de diálisis.
- **Limpieza del lugar:** Limpie de nuevo el lugar de acceso con un antiséptico.
- **Apósito:** Aplique un apósito estéril en el lugar de acceso.

5. DESPUÉS DE LA DIÁLISIS
- **Seguimiento posdiálisis:** Vigile al paciente durante un periodo de tiempo para asegurarse de que no hay complicaciones posdiálisis.
- **Consejos al paciente:** Dígale al paciente qué debe tener en cuenta cuando llegue a casa y cuándo debe volver para la siguiente sesión.

Conectar y desconectar la máquina de diálisis son pasos vitales que requieren una formación profunda, habilidad y atención constante. Cuando se realizan correctamente, estos procedimientos garantizan la seguridad del paciente y un tratamiento eficaz.

• Seguimiento continuo
Una monitorización adecuada y continua es esencial durante las sesiones de diálisis para garantizar la seguridad del paciente y optimizar los resultados del tratamiento. A continuación le ofrecemos una visión detallada de la monitorización continua durante el tratamiento de diálisis:

1. CONTROLAR LOS SIGNOS VITALES
- **Frecuencia cardiaca:** Asegúrese de que la frecuencia cardiaca se mantiene dentro de un rango normal para el paciente. Las variaciones pueden indicar una complicación.

- **Tensión arterial:** Durante la diálisis pueden producirse cambios bruscos en la tensión arterial, sobre todo debido a la rápida eliminación de líquidos.
- **Temperatura:** Un aumento de la temperatura puede indicar una infección.
- **Respiración:** Vigile el ritmo y la profundidad de su respiración. Una respiración superficial o rápida puede ser señal de un problema.

2. OBSERVACIÓN DEL ACCESO VASCULAR
- **Aspecto:** Compruebe regularmente la zona de acceso en busca de signos de infección, enrojecimiento, hinchazón o hematoma.
- **Flujo sanguíneo:** Asegúrese de que el flujo sanguíneo es estable y de que no hay signos de obstrucción o complicaciones.

3. MONITORIZACIÓN DE LA MÁQUINA DE DIÁLISIS
- **Parámetros:** Asegúrese de que todos los parámetros (como el caudal de dializado, la temperatura, la presión, etc.) son los prescritos para el paciente.
- **Alarmas:** Asegúrese de que todas las alarmas funcionan correctamente. En caso de alarma, identifique rápidamente la causa y tome medidas si es necesario.

4. EVALUACIÓN DEL BIENESTAR DEL PACIENTE
- **Síntomas generales:** Pregunte regularmente a los pacientes sobre su estado, en particular si experimentan mareos, náuseas, calambres o cualquier otra molestia.
- **Estado emocional:** Asegúrese de que el paciente está relajado y tranquilo. Un aumento de la ansiedad o de la angustia emocional puede tener efectos perjudiciales.

5. CONTROL DEL PESO Y DEL EQUILIBRIO DE LÍQUIDOS

- **Peso:** pese al paciente antes y después de cada sesión para evaluar la cantidad de líquido eliminado.
- **Volumen urinario:** Si el paciente sigue produciendo orina, mida y documente el volumen.

6. CONTROLAR LA CALIDAD DEL DIALIZADO

- **Concentración:** Asegúrese de que la solución de dialisato tiene la concentración correcta de electrolitos.
- **Temperatura:** Asegúrese de que se mantiene dentro del intervalo prescrito.

7. EVALUACIÓN DE LOS SÍNTOMAS POSDIÁLISIS

- **Síntomas comunes:** Después de la diálisis, algunos pacientes pueden experimentar fatiga, calambres o dolores de cabeza. Vigile estos síntomas e informe al médico si es necesario.

8. DOCUMENTACIÓN

- **Registro del paciente:** Registre todos los detalles relevantes de la sesión, incluidos los parámetros de la máquina, los signos vitales, los incidentes o complicaciones y cualquier procedimiento realizado.

La monitorización continua es un elemento clave para la seguridad y la eficacia del tratamiento de diálisis. La enfermera o el técnico deben estar capacitados para reconocer rápidamente las señales de alarma e intervenir adecuadamente. Una monitorización cuidadosa no sólo garantiza el bienestar físico del paciente, sino que también contribuye a su tranquilidad durante este procedimiento esencial.

Gestión de las complicaciones

• Hipotensión

La hipotensión, o tensión arterial baja, es una de las complicaciones más comunes de la diálisis, en particular de la hemodiálisis. Un conocimiento profundo de esta complicación es crucial para su prevención y tratamiento.

1. DEFINICIÓN Y DIAGNÓSTICO

- **¿Qué es la hipotensión?** Una disminución de la presión arterial sistólica por debajo de 90 mmHg o una disminución de más de 20 mmHg en comparación con la presión inicial del paciente.
- **Signos y síntomas:** Fatiga, mareos, náuseas, calambres, niebla visual, palpitaciones, dolor torácico y, en casos graves, pérdida de conocimiento.

2. CAUSAS DE HIPOTENSIÓN EN DIÁLISIS

- **Retirada rápida de líquidos:** Retirar demasiado volumen de sangre en un corto espacio de tiempo puede reducir el volumen sanguíneo y provocar hipotensión.
- **Disfunción cardiaca:** Los pacientes con antecedentes de problemas cardiacos pueden tener una capacidad reducida para compensar los cambios rápidos de volumen.
- **Temperatura del dializador:** Un dializador demasiado caliente puede provocar vasodilatación, disminuyendo la tensión arterial.
- **Medicación antihipertensiva:** Tomar medicación antihipertensiva antes de la diálisis puede aumentar el riesgo de hipotensión.
- **Comidas antes de la diálisis:** Comer justo antes o durante la diálisis puede dirigir el flujo sanguíneo al tracto gastrointestinal, reduciendo el retorno sanguíneo al corazón.

3. PREVENCIÓN

- **Ajuste del volumen de líquido a extraer:** Calcule con precisión el volumen de líquido a extraer durante cada sesión.
- **Control de la temperatura del dializado:** Mantenga el dializado a una temperatura adecuada para minimizar la vasodilatación.
- **Gestión de la medicación:** Revise y ajuste la medicación antihipertensiva antes de la diálisis.
- **Consejos sobre las comidas:** Aconseje a los pacientes que eviten comer justo antes o durante la diálisis.

4. GESTIÓN DE LA HIPOTENSIÓN

- **Interrumpa la extracción de líquidos:** Detenga o reduzca la extracción de líquidos en cuanto detecte hipotensión.
- **Colocación del paciente: Coloque** al paciente en posición de Trendelenburg (la cabeza más baja que los pies) para aumentar el retorno venoso.
- **Administración de fluidos:** Administre una solución salina para aumentar el volumen sanguíneo.
- **Monitorización continua:** Vigile de cerca los signos vitales hasta que se estabilicen.
- **Evaluación de la medicación:** Reevalúe la medicación del paciente, en particular la antihipertensiva, y ajústela en consecuencia.

La hipotensión durante la diálisis es una complicación frecuente pero manejable. Para garantizar la seguridad y el bienestar del paciente durante las sesiones de diálisis son esenciales una supervisión cuidadosa, una intervención rápida y una educación exhaustiva del paciente sobre las medidas preventivas.

• Calambres

Los calambres musculares son una complicación frecuente durante la hemodiálisis. Suelen ser dolorosos y pueden afectar considerablemente a la calidad de vida de los pacientes. Comprender los calambres durante la diálisis y saber cómo prevenirlos y controlarlos es esencial para garantizar la comodidad del paciente.

1. DEFINICIÓN Y DIAGNÓSTICO
- **¿Qué es un calambre?** Una contracción involuntaria, repentina y dolorosa de un músculo o grupo de músculos.
- **Zonas afectadas:** Aunque cualquier músculo puede verse afectado, los calambres durante la diálisis afectan con mayor frecuencia a los músculos de las piernas.

2. CAUSAS DE LOS CALAMBRES EN DIÁLISIS
- **Eliminación rápida de líquidos**: La eliminación rápida de líquidos durante la hemodiálisis puede reducir el volumen sanguíneo y la concentración de electrolitos, provocando calambres.
- **Desequilibrio electrolítico: Los** niveles anormales de ciertos electrolitos, en particular sodio, potasio y calcio, pueden provocar calambres.
- **Acumulación de toxinas:** Es posible que la diálisis no elimine todas las toxinas de forma eficaz, lo que puede afectar a la función muscular.

3. PREVENCIÓN
- **Extracción moderada de líquido:** Asegúrese de extraer el volumen de líquido prescrito a un ritmo moderado, evitando una extracción demasiado rápida.
- **Control de electrolitos:** Vigile los niveles de electrolitos del paciente y ajuste el dialisato si es necesario.

- **Suplementos de taurina:** Algunos estudios sugieren que la taurina puede ayudar a prevenir los calambres durante la diálisis, aunque se necesita más investigación.

4. GESTIÓN DE LOS CALAMBRES

- **Reducir la extracción de líquido:** Si el paciente empieza a tener calambres, considere la posibilidad de reducir el ritmo de extracción de líquido.
- **Estiramiento del músculo afectado:** Pida al paciente que estire suavemente el músculo afectado. Por ejemplo, para un calambre en la pantorrilla, el paciente puede intentar estirar la pierna y tirar suavemente de los dedos de los pies hacia sí.
- **Suplementos electrolíticos:** Si se sospecha un desequilibrio electrolítico, considere la posibilidad de ajustar o suplementar el dializado.
- **Medicación:** En algunos casos, pueden recetarse medicamentos como la quinina u otros antiespasmódicos, aunque su uso puede tener efectos secundarios.

Los calambres durante la diálisis pueden resultar incómodos y molestos para los pacientes. Una supervisión cuidadosa, una intervención rápida y una educación exhaustiva del paciente sobre la prevención y el tratamiento de los calambres pueden ayudar a mejorar la experiencia de la diálisis y su calidad de vida.

• Otras complicaciones comunes

Aunque la diálisis es un procedimiento que salva vidas, se asocia a una serie de complicaciones potenciales. Además de la presión arterial baja y los calambres, pueden surgir otras complicaciones durante o después de una sesión de diálisis.

1. INFECCIÓN

- **Acceso vascular:** El acceso (fístula, injerto o catéter) es una vía potencial de infección.
- **Prevención:** Asegúrese de utilizar una técnica aséptica durante la conexión y desconexión. Vigile regularmente el acceso para detectar signos de infección.
- **Tratamiento: Si hay** signos de infección, el tratamiento puede incluir antibióticos y, en algunos casos, cirugía para extraer el catéter infectado.

2. ANEMIA

- **Causa: La** pérdida de sangre durante las sesiones y la reducción de la producción de eritropoyetina por riñones enfermos pueden provocar anemia.
- **Prevención:** Minimice la pérdida de sangre durante la diálisis y controle regularmente los niveles de hemoglobina y hematocrito.
- **Tratamiento:** Administración de eritropoyetina y suplementos de hierro si es necesario.

3. PROBLEMAS ÓSEOS Y MINERALES

- **Causa:** Las enfermedades renales pueden afectar al equilibrio del calcio y el fósforo, lo que repercute en los huesos.
- **Prevención:** Dieta controlada, fármacos fijadores de fósforo y ajuste del dializado.
- **Tratamiento:** Suplementos de calcio, vitamina D activa y otros medicamentos para regular el metabolismo óseo.

4. SÍNDROME DE AGOTAMIENTO POR DIÁLISIS

- **Causa:** Fatiga después de la diálisis debido a los rápidos cambios en el volumen corporal y el equilibrio electrolítico.
- **Prevención:** Ajustar el ritmo y la cantidad de extracción de líquido.

- **Tratamiento:** Reposo y, en algunos casos, ajuste del programa de diálisis.

5. MAL FUNCIONAMIENTO DEL ACCESO VASCULAR
- **Causa:** Las obstrucciones, estenosis o trombosis pueden afectar a la fístula, el injerto o el catéter.
- **Prevención:** Control regular del acceso, técnicas asépticas y evitar la compresión.
- **Tratamiento:** Intervenciones quirúrgicas o radiológicas para restablecer la circulación.

6. COMPLICACIONES ASOCIADAS AL DIALIZADO
- **Causa:** Desequilibrios electrolíticos, contaminación o reacciones alérgicas.
- **Prevención:** Comprobación de la composición del dializado y mantenimiento regular de la máquina de diálisis.
- **Gestión:** Ajuste del dializado y tratamiento de los síntomas.

El conocimiento de las posibles complicaciones asociadas a la diálisis es esencial para su prevención y gestión. La supervisión constante, la comunicación abierta con el paciente y la educación continua son cruciales para garantizar la seguridad y el bienestar del paciente durante y después de cada sesión de diálisis.

Educación del paciente

Educar a los pacientes sometidos a diálisis es esencial para su autonomía, su seguridad y el éxito de su tratamiento. Una información adecuada puede ayudar a los pacientes a comprender mejor su enfermedad, cumplir el tratamiento y desempeñar un papel activo en la gestión de su salud.

1. INTRODUCCIÓN A LA DIÁLISIS

- **¿Qué es la diálisis?** Explicación de los principios básicos.
- **¿Por qué es necesaria?** Debate sobre la función renal y las razones de la diálisis.
- **Tipos de diálisis:** hemodiálisis frente a diálisis peritoneal.

2. COMPRENDER LA INSUFICIENCIA RENAL

- **¿Qué hacen los riñones?** La importancia de los riñones en el organismo.
- Causas de la insuficiencia renal: aguda frente a crónica.
- **Signos y síntomas:** cómo reconocer los problemas.

3. ACCESO VASCULAR

- **Tipos de acceso:** Fístula, injerto, catéter.
- **Cuidados de acceso:** higiene, seguimiento y prevención de complicaciones.

4. SESIÓN TÍPICA DE DIÁLISIS

- **Antes de la sesión:** Preparativos y expectativas.
- **Durante la sesión:** Proceso, seguimiento y gestión de los síntomas.
- **Después de la sesión:** Recuperación, seguimiento y cuidados a domicilio.

5. DIETA Y LÍQUIDOS

- **La importancia de la dieta:** El impacto de la dieta en la diálisis y la salud renal.
- **Límites de líquidos:** Importancia y consejos de gestión.
- **Electrolitos a vigilar:** Potasio, fósforo, calcio, sodio.

6. MEDICAMENTOS

- **Medicamentos comunes:** Antihipertensivos, suplementos de hierro, aglutinantes del fósforo.
- **Importancia de la afiliación:** Consecuencias de la no afiliación.
- **Gestión de los efectos secundarios:** cómo reconocerlos y qué hacer.

7. GESTIÓN DE LAS COMPLICACIONES

- **Reconocimiento:** Signos y síntomas de las complicaciones más comunes.
- Qué hacer en caso de complicaciones Primeros auxilios y cuándo buscar ayuda.

8. VIDA COTIDIANA Y APOYO EMOCIONAL

- Actividades diarias: Trabajo, deporte, ocio.
- **Apoyo emocional:** Gestión del estrés, la depresión y la ansiedad.
- **Recursos disponibles:** Grupos de apoyo, terapias, servicios sociales.

9. PERSPECTIVAS DE FUTURO

- **Trasplante de riñón:** lo que necesita saber y cómo prepararse.
- Nuevas tecnologías y tratamientos: mantenerse al día de los últimos avances.

La educación del paciente es un pilar fundamental en el tratamiento de la insuficiencia renal y la diálisis. Al proporcionar a los pacientes las herramientas y la información que necesitan, los profesionales sanitarios pueden ayudarles a llevar una vida más sana, independiente y satisfactoria.

Capítulo 4

TÉCNICAS ESPECIALES

Hemodiálisis

• Principios básicos

La diálisis es un proceso complejo pero esencial que sustituye parcialmente la función de los riñones cuando éstos ya no pueden realizar su trabajo. Para un paciente novato, o para cualquiera que quiera entender este procedimiento, es crucial conocer sus principios básicos.

1. ¿QUÉ ES LA DIÁLISIS?

- **Definición:** La diálisis es un procedimiento médico que ayuda a eliminar los desechos, la sal y el exceso de agua del organismo. También ayuda a regular los niveles seguros de ciertas sustancias químicas esenciales en la sangre, como el potasio, el sodio y el bicarbonato.
- **Objetivo: La** función principal de la diálisis es mantener el equilibrio de sustancias en la sangre, algo que los riñones enfermos ya no pueden hacer eficazmente.

2. ¿POR QUÉ ES NECESARIO?

- **Función de los riñones:** Los riñones filtran y eliminan los productos de desecho de la sangre para formar la orina. También ayudan a regular la presión sanguínea y el equilibrio electrolítico, y producen hormonas.
- **Insuficiencia renal: Cuando** los riñones fallan, los residuos se acumulan en el organismo, lo que puede ser peligroso. La diálisis toma el relevo para ayudar a eliminar estos residuos.

3. ¿CÓMO FUNCIONA?

- **Principio de difusión:** Los residuos sanguíneos pasan a través de una membrana semipermeable a una solución (dializado) que los atrae. La concentración de estos residuos es mayor en la sangre que en el dializado, de ahí el movimiento de los residuos.

- **Equilibrio osmótico:** La eliminación del exceso de agua de la sangre se consigue por ósmosis, en la que el agua se desplaza de una zona de baja concentración de solutos a otra de alta concentración.

4. TIPOS DE DIÁLISIS

- **Hemodiálisis:** La sangre se bombea desde el cuerpo hasta una máquina de diálisis, que la filtra y la devuelve al organismo.
- **Diálisis peritoneal: El líquido** de diálisis se introduce en la cavidad abdominal a través de un catéter. Los productos de desecho se eliminan a través de la membrana del peritoneo y a continuación se drena el líquido.

5. IMPORTANCIA DEL DIALIZADO

- **Composición:** El dialisato es una solución especialmente formulada para ayudar a eliminar los residuos y equilibrar los niveles de electrolitos en la sangre.
- **Función: Además** de eliminar los residuos, el dialisato compensa los desequilibrios electrolíticos (como el potasio o el calcio) para mantener un entorno saludable para el organismo.

La diálisis es una intervención médica vital para muchas personas que sufren insuficiencia renal. Aunque compleja, su comprensión fundamental se basa en los principios de difusión y ósmosis para eliminar los desechos y equilibrar las sustancias en la sangre. Un conocimiento básico de este procedimiento ayuda a los pacientes y a sus familiares a comprender y gestionar esta parte esencial de su tratamiento médico.

• Procedimiento paso a paso

Aunque cada centro de diálisis puede tener sus propios procedimientos específicos, he aquí una secuencia general de los pasos que se siguen durante una sesión de diálisis, centrándonos principalmente en la hemodiálisis, la forma más común.

1. PREPARAR AL PACIENTE

- **Evaluación clínica:** Comprobación de las constantes vitales (tensión arterial, pulso, temperatura).
- **Pesaje:** Para determinar la cantidad de agua que debe extraerse durante la sesión.
- **Examen del acceso vascular:** búsqueda de signos de infección o disfunción.

2. PREPARACIÓN DE LA MÁQUINA DE DIÁLISIS

- **Limpieza:** Asegúrese de que la máquina está limpia y desinfectada.
- **Ajuste del dializador: Según las** necesidades específicas del paciente.
- **Preparación del filtro (dializador):** Instalación y cebado con solución salina.
- **Comprobación de la máquina:** Para asegurarse de que no hay fugas y de que todo funciona correctamente.

3. CONEXIÓN DEL PACIENTE A LA MÁQUINA

- **Limpieza del acceso:** El acceso (fístula, injerto o catéter) se limpia con un antiséptico.
- **Inserción de agujas: En el** caso de fístulas o injertos, se insertan dos agujas: una para extraer la sangre (aguja arterial) y otra para devolverla (aguja venosa).
- **Conexión de catéter:** Si el paciente tiene un catéter, se conecta directamente a los tubos de la máquina.

4. INICIO DE LA DIÁLISIS

- **Puesta en marcha de la bomba:** La sangre comienza a ser bombeada fuera del cuerpo, pasando por el dializador donde se limpia y luego se devuelve al cuerpo.
- **Monitorización continua:** Parámetros como la tensión arterial, la frecuencia cardiaca y el flujo sanguíneo se monitorizan con regularidad. Las constantes vitales suelen tomarse cada 30 minutos.

5. DURANTE LA DIÁLISIS

- **Eliminación de líquidos:** La máquina está programada para eliminar cierta cantidad de líquidos del cuerpo, en función del peso ganado entre tratamientos.
- **Control de los síntomas:** Busque signos de hipotensión, calambres, dolores de cabeza u otros síntomas. Los parámetros pueden ajustarse si es necesario.
- **Actividades:** Algunos pacientes pueden leer, ver la televisión, dormir o incluso trabajar con un ordenador durante la diálisis.

6. FIN DE LA SESIÓN DE DIÁLISIS

- **Apagado de la máquina: Una vez** transcurrido el tiempo de la sesión, la máquina se apaga.
- **Retirada de las agujas:** Se retiran las agujas y se aplica presión para evitar la hemorragia.
- **Pesaje post-diálisis:** Para determinar la cantidad de líquido eliminado.
- **Evaluación posterior a la diálisis:** Compruebe si hay algún síntoma o complicación y controle los signos vitales.

7. DESCONEXIÓN Y SEGUIMIENTO

- **Limpieza del acceso:** El acceso se limpia y desinfecta de nuevo.

- **Registro de datos:** Toda la información relevante se registra en el expediente médico del paciente.
- **Instrucciones:** Si es necesario, se proporcionan instrucciones para el periodo entre sesiones.

El procedimiento de diálisis, aunque rutinario para el personal médico y muchos pacientes, es un proceso meticuloso que requiere una atención constante a los detalles para garantizar la seguridad y la eficacia del tratamiento. Comprender los pasos que hay que dar puede ayudar a los pacientes y a quienes les rodean a entender mejor por lo que están pasando y a trabajar de forma más eficaz con el equipo médico.

• Gestión del acceso vascular
El acceso vascular es esencial para la hemodiálisis. Es el lugar por el que se extrae la sangre del cuerpo y se devuelve tras ser limpiada por la máquina de diálisis. Una gestión adecuada del acceso vascular es crucial para garantizar sesiones de diálisis eficaces y sin complicaciones.

1. TIPOS DE ACCESO VASCULAR
- **Fístula arteriovenosa (FAV):** Se crea quirúrgicamente conectando una arteria a una vena, normalmente en el brazo. Es el acceso preferido por su longevidad y su bajo riesgo de infección.
- **Injerto arteriovenoso:** Utiliza un tubo sintético para conectar una arteria a una vena, normalmente cuando los vasos sanguíneos del paciente no son adecuados para crear una FAV.
- **Catéter venoso central:** Se inserta en una vena grande, normalmente en el cuello o el pecho. Se utiliza cuando es necesario iniciar rápidamente la hemodiálisis, pero no se recomienda como solución a largo plazo.

2. MONITORIZACIÓN DEL ACCESO VASCULAR

- **Exploración física:** El acceso debe palparse y auscultarse con regularidad para detectar el "estremecimiento" (vibración) y el "ruido" (zumbido) característicos de un buen flujo sanguíneo.
- **Seguimiento de las complicaciones:** búsqueda de signos de infección, trombosis, estenosis o aneurisma.
- **Pruebas de flujo:** Mediciones del flujo sanguíneo para evaluar el rendimiento del acceso.

3. MANTENIMIENTO Y CUIDADOS

- **Limpieza:** El acceso vascular debe limpiarse cuidadosamente antes de cada sesión de diálisis para reducir el riesgo de infección.
- **Protección:** Evite llevar ropa ajustada, dormir sobre el acceso o utilizar el brazo para transportar cargas pesadas.
- **Consideración del hematoma: En** caso de hemorragia posdiálisis, debe aplicarse una presión adecuada. Cualquier hematoma significativo debe ser evaluado por un profesional sanitario.

4. GESTIÓN DE LAS COMPLICACIONES

- **Infecciones:** Los signos de infección, como enrojecimiento, calor, dolor o secreción, deben tratarse inmediatamente. Puede ser necesario administrar antibióticos.
- **Trombosis:** La presencia de coágulos puede bloquear el acceso. Los tratamientos incluyen la trombólisis o la cirugía.
- **Estenosis:** Un estrechamiento del acceso puede requerir una angioplastia o cirugía para corregirlo.

5. SUSTITUCIÓN O CIERRE DEL ACCESO

- **Fallo de acceso:** Si un acceso falla y no puede repararse, puede ser necesario un nuevo acceso.

- **Cierre:** Si un paciente ya no necesita diálisis (por ejemplo, tras un trasplante de riñón), el acceso puede dejarse en su sitio o cerrarse quirúrgicamente, según las circunstancias.

La gestión eficaz de los accesos vasculares es esencial para garantizar que los pacientes reciban un tratamiento de diálisis óptimo. La elección del acceso, su supervisión periódica y la prevención de complicaciones son elementos clave de esta gestión. La comunicación abierta entre el paciente y el equipo de diálisis es esencial para identificar los problemas a tiempo y garantizar una atención adecuada.

Diálisis peritoneal

• Comprender la diálisis peritoneal

La diálisis peritoneal es una forma de tratamiento que utiliza la membrana peritoneal del paciente como filtro para eliminar los desechos y el exceso de líquido del organismo. Esta membrana recubre el abdomen y los órganos internos. La diálisis peritoneal ofrece una alternativa a la hemodiálisis, el tipo de diálisis más utilizado.

1. ¿CÓMO FUNCIONA?

- **Solución de diálisis: Se** introduce una solución especial, a menudo llamada dialisato, en la cavidad abdominal a través de un catéter. Esta solución extrae los productos de desecho y el exceso de líquido a través de la membrana peritoneal.
- **Intercambio:** Al cabo de cierto tiempo, la solución de diálisis se drena del abdomen y se sustituye por una nueva. Este proceso se denomina intercambio.

2. TIPOS DE DIÁLISIS PERITONEAL

- **Diálisis peritoneal ambulatoria continua (DPAC):** Los intercambios se realizan manualmente, normalmente 4 veces al día a intervalos regulares.
- **Diálisis peritoneal automatizada (DPA):** Una máquina llamada "cicladora" realiza los intercambios durante la noche mientras el paciente duerme.

3. BENEFICIOS

- **Flexibilidad:** Permite al paciente cierto grado de movilidad y puede llevarse a cabo en casa.
- Menos restricciones dietéticas: en comparación con la hemodiálisis.
- **Estabilidad hemodinámica:** Menos fluctuaciones rápidas de la tensión arterial, lo que resulta más suave para el corazón y los vasos sanguíneos.

4. LIMITACIONES

- **Requisito de autogestión:** El paciente debe ser capaz de realizar los intercambios por sí mismo o contar con alguien que le ayude.
- **Riesgo de infección:** En particular, peritonitis, una infección de la membrana peritoneal.
- **Espacio necesario:** Para almacenar suministros en casa.

5. INSTALACIÓN DEL CATÉTER

- **Cirugía menor:** Para introducir un catéter flexible en el abdomen.
- **Periodo de espera:** El catéter suele dejarse colocado durante varias semanas para que cicatrice antes de iniciar los intercambios.

6. SUPERVISIÓN Y SEGUIMIENTO

- **Visitas regulares al nefrólogo:** Para evaluar la eficacia del tratamiento y controlar la función renal.

- **Educación continua:** Para asegurarse de que el paciente entiende cómo realizar los intercambios correctamente y cómo reconocer los signos de infección u otras complicaciones.

7. POSIBLES COMPLICACIONES
- **Peritonitis:** Infección de la membrana peritoneal, reconocible por dolor abdominal, dializado turbio y fiebre.
- **Obstrucciones o fugas:** Del catéter, que pueden requerir ajustes o intervenciones.
- **Hernias:** Debido al aumento de la presión abdominal provocado por el dializado.

La diálisis peritoneal es una opción viable para muchos pacientes con insuficiencia renal. Ofrece mayor independencia y flexibilidad que la hemodiálisis, aunque requiere la participación activa del paciente. Como con cualquier forma de tratamiento, es esencial estar bien informado, tener una buena comunicación con el equipo médico y seguir las instrucciones cuidadosamente para maximizar los beneficios y minimizar los riesgos.

• Técnicas de conexión y desconexión
La conexión y desconexión son pasos críticos en el proceso de diálisis, en particular para la hemodiálisis, que requiere un acceso directo al torrente sanguíneo del paciente. Es crucial que estos pasos se realicen con precisión e higiene para evitar complicaciones, sobre todo infecciones.

CONEXIÓN A LA MÁQUINA DE DIÁLISIS
1. Preparación :
- **Comprobación de la identidad del paciente:** Confirme siempre la identidad del paciente antes de empezar.

- **Preparación de la zona: Asegúrese de que** la zona de trabajo está limpia y bien iluminada.
- **Lavarse las manos:** Es un paso esencial para prevenir las infecciones.
- **Preparación del paciente:** Compruebe el punto de acceso (fístula arteriovenosa, injerto o catéter).

2. Conexión :
- **Limpieza del lugar de** acceso: Utilice una solución antiséptica para limpiar el lugar de acceso.
- **Inserción de agujas:** Para la FAV o el injerto, inserte las agujas: una para el suministro de sangre y otra para el retorno.
- **Conexión al circuito:** Conecte las agujas a los tubos del circuito de diálisis de la máquina.
- **Puesta en marcha de la máquina:** Siga las instrucciones de la máquina para iniciar la diálisis.

DESCONEXIÓN DE LA MÁQUINA DE DIÁLISIS
1. Fin de la sesión de diálisis:
- **Parada de la máquina:** Siga las instrucciones para parar la máquina de forma segura.
- **Sujeción del tubo:** Sujete el tubo para evitar cualquier sangrado o entrada de aire.
- **Retirada de las agujas:** Retire con cuidado las agujas del lugar de acceso.

2. Cuidados tras la desconexión:
- **Compresión del lugar:** Aplique una presión firme con una compresa estéril en el lugar de acceso para evitar hemorragias.
- **Control: Asegúrese** de que la hemorragia se ha detenido y de que el lugar está limpio. Aplique un apósito si es necesario.
- **Gestión de residuos:** Elimine las agujas usadas y otros suministros de acuerdo con las directrices de gestión de residuos médicos.

- **Lavado de manos:** Lávese siempre las manos después de terminar el trabajo.

Puntos clave:
- La esterilidad y la limpieza son esenciales para evitar complicaciones.
- Siga siempre los protocolos del establecimiento y las instrucciones de la máquina.
- Asegúrese de que el paciente se sienta cómodo y bien informado durante todo el proceso.
- Vigile al paciente durante la diálisis para detectar cualquier signo de complicación o malestar.

La conexión y desconexión son procedimientos delicados que, si se realizan correctamente, pueden garantizar una sesión de diálisis segura y eficaz para el paciente. Es esencial centrarse en la seguridad, la limpieza y mantener una comunicación abierta con el paciente durante todo el procedimiento.

• Cuidados específicos y problemas comunes

Proporcionar cuidados durante las sesiones de diálisis requiere una atención constante a los detalles y a la prevención. Durante la diálisis pueden surgir muchos problemas, y estar preparado para identificarlos y gestionarlos es esencial para el bienestar del paciente.

1. HIPOTENSIÓN:
- **Causa:** Extracción rápida de demasiado líquido, reacción a las soluciones de diálisis o comorbilidades del paciente.
- **Síntomas:** Mareos, náuseas, visión borrosa, fatiga.
- **Cuidados:** Reduzca el ritmo de extracción de líquidos, eleve las piernas del paciente, administre soluciones salinas si es necesario.

2. CALAMBRES MUSCULARES:

- **Causa:** Extracción rápida de líquido, desequilibrio electrolítico.
- **Síntomas:** Dolor muscular repentino, generalmente en las piernas.
- **Cuidados:** Reduzca el ritmo de extracción de líquidos, estire suavemente el músculo afectado, ajuste el desequilibrio electrolítico si es necesario.

3. DOLORES DE CABEZA:

- **Causa:** Hipotensión, desequilibrio electrolítico o hipertensión.
- **Síntomas:** Dolor persistente en la cabeza, a veces acompañado de náuseas o sensibilidad a la luz.
- **Cuidados:** Ajuste la tensión arterial, administre analgésicos si es necesario, controle los niveles de electrolitos.

4. NÁUSEAS Y VÓMITOS:

- **Causa:** Extracción rápida de líquido, desequilibrio electrolítico, medicación o reacción a la solución de diálisis.
- **Síntomas:** Malestar estomacal, vómitos.
- **Cuidados:** Reduzca el ritmo de retirada de líquidos, administre medicación contra las náuseas, controle los niveles de electrolitos.

5. PRURITO (PICOR):

- **Causa:** Acumulación de productos de desecho, desequilibrio de calcio y fósforo.
- **Síntomas:** Picor persistente, a menudo peor durante o después de la diálisis.
- **Cuidados:** Hidratar la piel, ajustar los niveles de calcio y fósforo, medicación antipruriginosa.

6. FIEBRE Y ESCALOFRÍOS:

- **Causa:** Infección, reacción a la membrana del dializador o a la solución de diálisis.
- **Síntomas:** Temperatura corporal elevada, escalofríos, fatiga.
- **Cuidados:** Identificar y tratar la infección, controlar la temperatura, cambiar la membrana del dializador o la solución si es necesario.

7. MAL FUNCIONAMIENTO DEL ACCESO VASCULAR:

- **Causa:** Trombosis, estenosis o infección.
- **Síntomas:** Bajo flujo sanguíneo durante la diálisis, hinchazón, enrojecimiento o sensibilidad alrededor del punto de acceso.
- **Cuidados:** Evaluación ecográfica, anticoagulantes, cirugía si es necesario.

8. PROBLEMAS CARDÍACOS:

- **Causa:** Sobrecarga de líquidos, hipertensión, desequilibrios electrolíticos.
- **Síntomas:** Falta de aliento, dolor en el pecho, palpitaciones.
- **Cuidados:** Ajuste del volumen de fluidos, medicación cardiaca, consulta cardiológica.

Cada paciente es único y es crucial vigilar de cerca a cada individuo para detectar síntomas y signos de complicaciones durante la diálisis. Una intervención temprana y adecuada puede prevenir complicaciones más graves y garantizar la seguridad y comodidad del paciente. La formación continua y la actualización de conocimientos son esenciales para todos los profesionales sanitarios que trabajan en un servicio de diálisis.

Capítulo 5

EL PACIENTE EN DIÁLISIS

Aspectos psicológicos diálisis

• Adaptarse a la vida en diálisis

Descubrir que necesita iniciar sesiones de diálisis puede suponer un gran trastorno para muchos pacientes. Adaptarse a esta nueva realidad requiere tiempo, comprensión y un apoyo constante. Esta sección ofrece una visión general de los retos a los que se enfrentan los pacientes y las estrategias para superarlos.

1. COMPRENDER LA DIÁLISIS :

- **La importancia de la educación:** El primer paso es comprender qué es la diálisis y por qué es necesaria.
- **Cómo funciona la máquina:** Tener una comprensión básica del proceso puede ayudar a reducir la ansiedad.

2. GESTIÓN DEL TIEMPO :

- **Frecuencia de las sesiones:** Los pacientes necesitan encajar las sesiones de diálisis en su horario, a menudo tres veces por semana en el caso de la hemodiálisis.
- **Duración:** Cada sesión dura varias horas, lo que puede alterar su rutina diaria.

3. CAMBIOS EN LA DIETA :

- **Restricciones dietéticas:** Los pacientes en diálisis a menudo tienen que vigilar su ingesta de líquidos, potasio, fósforo y sal.
- **Consulta con un dietista:** Un profesional puede ayudarle a elaborar un plan alimentario adecuado.

4. ASPECTOS EMOCIONALES :

- **Apoyo psicológico:** La diálisis puede provocar sentimientos de tristeza, frustración o enfado.

- **Grupos de apoyo:** Hablar con otras personas en una situación similar puede ofrecer perspectiva y apoyo.

5. ACTIVIDAD FÍSICA :
- **Ejercicio adecuado:** Aunque la fatiga puede ser un efecto secundario, el ejercicio moderado puede mejorar la sensación de bienestar.
- **Consulta con un fisioterapeuta:** Para establecer un programa de ejercicios adecuado.

6. TRABAJO Y OCIO :
- **Ajustes laborales:** Informe a su empleador y discuta los posibles ajustes.
- **Viajes: La** planificación es esencial para quienes deseen viajar. Existen centros de diálisis en muchas regiones, pero es necesario concertar las sesiones con antelación.

7. RELACIONES SOCIALES Y FAMILIARES :
- **Comunicación:** Explique a familiares y amigos lo que significa estar en diálisis y cómo pueden ayudar.
- **Participación en actividades:** Encontrar formas de seguir participando en actividades sociales teniendo en cuenta las necesidades de la diálisis.

8. PERSPECTIVAS DE FUTURO :
- **Trasplante de riñón:** Para algunas personas, el trasplante de riñón es una opción a considerar.
- **Diálisis en casa:** Con la formación adecuada, algunos pacientes optan por la diálisis en casa para una mayor flexibilidad.

Adaptarse a la vida con diálisis requiere ajustes importantes en muchos aspectos de la vida diaria. Sin embargo, con el apoyo, la información y una actitud proactiva adecuados, los pacientes pueden llevar una vida plena al tiempo que controlan eficazmente su enfermedad.

• Apoyo psicológico y social

El impacto de la diálisis en la calidad de vida de un paciente es significativo. El tratamiento no sólo implica cambios físicos, sino que también crea retos emocionales y sociales. Por lo tanto, un apoyo psicológico y social adecuado es esencial para ayudar a los pacientes a adaptarse a esta nueva realidad.

1. RECONOCER LOS RETOS EMOCIONALES :

- **Sentimientos comunes:** Negación, ira, tristeza, ansiedad, depresión y frustración.
- **Las etapas del duelo:** Comprender las etapas del duelo para apoyar mejor a los pacientes.

2. PROFESIONALES DE LA SALUD MENTAL :

- **Psicólogos:** Especializados en el apoyo a pacientes con enfermedades crónicas.
- **Asesores:** Le ayudan a gestionar los sentimientos y emociones asociados a la diálisis.

3. GRUPOS DE APOYO :

- **Reuniones periódicas:** espacios en los que los pacientes pueden compartir sus experiencias y apoyarse mutuamente.
- **Foros y comunidades en línea:** Un lugar donde hablar con otros pacientes de todo el mundo.

4. APOYO DE FAMILIARES Y AMIGOS :

- **Papel clave:** Los familiares son a menudo la primera línea de apoyo.
- **Educar a la familia:** ayudarles a comprender el proceso de diálisis para que puedan apoyar mejor al paciente.

5. ADAPTARSE A LA NUEVA REALIDAD :

- **Reconocer sus límites:** Aceptar las nuevas limitaciones de la vida.

- **Buscar nuevas actividades:** Encontrar aficiones que se adapten a su nueva rutina.

6. APOYO SOCIAL :
- **Trabajadores sociales:** Pueden ayudar a identificar y acceder a los recursos locales para los pacientes.
- **Programas de asistencia:** Para necesidades financieras, transporte o atención domiciliaria.

7. INTEGRACIÓN LABORAL Y SOCIAL :
- **Modalidades de trabajo:** Conversaciones con el empresario sobre horarios de trabajo flexibles o adaptaciones del puesto de trabajo.
- **De vuelta a la sociedad:** cómo enfrentarse a las percepciones y preguntas de los demás.

8. TALLERES Y FORMACIÓN :
- **Gestión del estrés:** técnicas de relajación, meditación y respiración.
- **Educación terapéutica:** Comprender su enfermedad y los tratamientos para vivir mejor con ella.

9. PERSPECTIVAS DE FUTURO :
- **Planificación:** Considere el futuro, incluida la posibilidad de un trasplante.
- **Testamento vital:** Debates sobre las voluntades anticipadas.

El apoyo psicológico y social es un pilar crucial de la atención a los pacientes en diálisis. Es esencial que los cuidadores reconozcan la importancia de este aspecto y proporcionen o dirijan a los pacientes a los recursos adecuados. Un enfoque holístico de los cuidados, que tenga en cuenta tanto las necesidades físicas como las emocionales, redundará en una mejor calidad de vida para el paciente.

Dietética en diálisis

• Necesidades nutricionales específicas

La nutrición desempeña un papel esencial en el bienestar general de los pacientes en diálisis. Debido a los cambios fisiológicos asociados a la enfermedad renal, estos pacientes pueden tener necesidades nutricionales específicas que es crucial comprender y controlar.

1. INTRODUCCIÓN :

- **La importancia de la nutrición:** por qué una dieta adecuada es crucial para los pacientes en diálisis.

2. PROTEÍNA :

- **Aumento de las necesidades:** La diálisis puede provocar una pérdida de proteínas, aumentando así las necesidades.
- **Fuentes de proteínas:** Carne, pescado, huevos, productos lácteos, legumbres.

3. ELECTROLITOS :

- Potasio :
    - Restricciones a menudo necesarias.
    - Alimentos con alto contenido: plátanos, naranjas, patatas, espinacas.
    - Alimentos de bajo contenido: manzanas, uvas, fresas, pepinos.
- Fósforo :
    - Reducción recomendada a menudo.
    - Alimentos que debe evitar: productos lácteos, frutos secos, judías, cereales.
    - Uso de aglutinantes de fósforo.
- Sodio :
    - Controle la ingesta para gestionar la presión sanguínea y el volumen de líquidos.

- Evite los alimentos procesados y las salsas comerciales.

4. FLUIDOS :
- **Limitaciones:** Depende de la producción de orina residual y del tipo de diálisis.
- **Control del peso:** Una forma de evaluar el equilibrio de líquidos.

5. CALORÍAS :
- **Necesidades energéticas:** Pueden variar según el nivel de actividad y el peso corporal.
- **Fuentes de energía:** Hidratos de carbono complejos, grasas saludables, proteínas.

6. VITAMINAS Y MINERALES :
- **Vitamina D: A** menudo necesaria como suplemento debido a la alteración del metabolismo.
- **Hierro:** Importante para prevenir o tratar la anemia asociada a la enfermedad renal.
- **Ácido fólico y vitamina B12:** Para unos glóbulos rojos sanos.

7. SUPLEMENTOS Y MEDICAMENTOS :
- **Necesidad:** Cuándo y por qué se prescriben.
- **Interacciones: Es importante** que se ponga en contacto con su médico y farmacéutico.

8. ALIMENTOS QUE DEBE EVITAR :
- **Conservantes y aditivos :** Pueden contener elementos nocivos para los riñones.
- **Alimentos procesados:** A menudo ricos en sodio, fósforo y potasio.

9. CONSEJOS PRÁCTICOS :
- **Planificación de comidas:** Preparar comidas equilibradas, teniendo en cuenta las restricciones.
- **Leer las etiquetas:** Para controlar la ingesta de sodio, potasio y fósforo.

10. TRABAJAR CON UN DIETISTA :
- **Papel del dietista:** Personalización de los planes de comidas, educación y seguimiento.
- **Consultas periódicas:** Importancia de las actualizaciones y ajustes en función de la evolución clínica.

La adaptación de los hábitos alimentarios es esencial para optimizar la salud y la calidad de vida de los pacientes en diálisis. Un enfoque de colaboración con los profesionales sanitarios, en particular los dietistas especializados en nefrología, garantiza que se satisfagan las necesidades nutricionales específicas.

• Consejos prácticos para una dieta adecuada
Una dieta equilibrada y adecuada es esencial para que los pacientes en diálisis eviten complicaciones y mejoren su calidad de vida. He aquí algunos consejos prácticos para ayudar a los pacientes a elegir la mejor dieta posible respetando sus necesidades específicas.

1. PLANIFIQUE SUS COMIDAS:
- **Planifique con antelación:** Planifique sus menús semanales para garantizar una dieta equilibrada.
- **Lista de la compra:** Prepare una lista antes de ir de compras para evitar tentaciones innecesarias.

2. COCINE EN CASA :
- **Control total:** Usted sabe exactamente qué ingredientes se utilizan.

*   **Explore nuevas recetas:** Descubra platos dietéticos pero deliciosos.

3. UTILICE HIERBAS Y ESPECIAS:

*   **Alternativa a la sal:** Sazone sus platos con hierbas frescas o secas para reducir su consumo de sodio.
*   **Leer las etiquetas:** Algunas mezclas de especias comerciales pueden contener sodio.

4. LIMITE LOS ALIMENTOS PROCESADOS:

*   **Alto contenido en sodio y fósforo:** los alimentos industriales suelen ser ricos en aditivos y conservantes.
*   **Opte por alimentos frescos:** Elija alimentos frescos y no procesados para un mejor control nutricional.

5. TENGA CUIDADO CON LAS BEBIDAS:

*   **Control de líquidos: Lleve** un registro de su ingesta diaria de líquidos.
*   **Evite los refrescos:** especialmente los ricos en fosfatos.
*   **Elija agua, infusiones** y otras bebidas sin aditivos.

6. OPTE POR FUENTES DE PROTEÍNAS DE CALIDAD:

*   **Variedad:** Alterne entre carne, pescado, huevos y productos lácteos (según las recomendaciones de su médico).
*   **Evite las carnes procesadas: como las** salchichas y los embutidos, que suelen contener mucha sal.

7. TENGA CUIDADO CON LA FRUTA Y LA VERDURA:

*   **Potasio:** Algunas frutas y verduras son muy ricas en potasio. Aprenda a identificarlas y cómalas en las cantidades adecuadas.
*   **Técnicas de cocción:** Hervir puede ayudar a reducir el contenido en potasio de ciertas verduras.

8. ELIJA PRODUCTOS LÁCTEOS BAJOS EN FÓSFORO:

- **Elección: La** leche de almendras o de arroz puede ser una alternativa a la leche de vaca.
- **Quesos:** Algunos quesos contienen más fósforo que otros. Más información.

9. VIGILE LOS POSTRES:

- **Azúcar:** Limite su consumo de azúcar y de postres muy dulces.
- **Opciones saludables:** Opte por la fruta fresca o los postres caseros con un contenido reducido de azúcar.

10. INFÓRMESE Y EDÚQUESE:

- **Reuniones con un dietista:** Un profesional puede ayudarle a entender y adaptar su dieta.
- **Lectura: Hágase con** libros especializados o recursos en línea que le ayuden a tomar decisiones alimentarias con conocimiento de causa.

Una dieta adecuada es esencial para los pacientes en diálisis. Siguiendo algunas reglas y estando atento, es posible disfrutar de una dieta deliciosa al tiempo que se satisfacen las necesidades específicas asociadas a la enfermedad renal. La clave está en estar bien informado, escuchar a su cuerpo y colaborar estrechamente con sus profesionales sanitarios.

La vida más allá del centro de iálisis

• Integración social y profesional

La integración social y profesional de los pacientes en diálisis es un factor importante en su calidad de vida. Vivir con diálisis significa a menudo hacer malabarismos con las sesiones, los síntomas, las limitaciones dietéticas y las citas médicas mientras se intenta llevar una vida "normal". A continuación le mostramos cómo puede fomentarse la integración y los retos a los que se enfrentan estos pacientes.

1. INTRODUCCIÓN :
- **Importancia de la integración: Por eso es** esencial mantener una vida social y profesional a pesar de la diálisis.

2. DESAFÍOS PROFESIONALES :
- **Ajustes de horarios:** Necesidad de ajustar los horarios de trabajo en torno a las sesiones de diálisis.
- **Fatiga:** Cómo gestionar la fatiga posdiálisis en el trabajo.
- **Discriminación:** Superar los prejuicios y el estigma en el lugar de trabajo.

3. APOYO EN EL LUGAR DE TRABAJO :
- **Comunicación con el empresario: La** transparencia y la sensibilización son esenciales.
- **Adaptaciones razonables:** como pausas adicionales o un lugar para descansar.
- **Formación de colegas:** concienciación sobre la enfermedad renal y la diálisis.

4. VIDA SOCIAL Y DIÁLISIS :
- **Planificación:** Organizar actividades sociales en torno al horario de diálisis.
- **Aceptación:** Comprender que algunos días serán mejores que otros.
- **Viajar:** Cómo viajar mientras se está en diálisis.

5. APOYO EMOCIONAL :
- **Grupos de apoyo:** compartir experiencias con otras personas en la misma situación.

- **Terapia:** Trabajar con un profesional para controlar el estrés y la ansiedad.
- **Familia y amigos: Recurra** a una red de apoyo.

6. ACTIVIDADES ADAPTADAS :
- **Deportes suaves:** como caminar, yoga o natación.
- **Aficiones:** Encuentre actividades que no sean físicamente exigentes pero que sean gratificantes.

7. FORMACIÓN CONTINUA :
- **Programas adaptados:** Escuelas o universidades que ofrecen horarios flexibles.
- **Cursos en línea:** Una opción para quienes tienen dificultades para asistir a cursos presenciales.

8. VOLVER AL TRABAJO TRAS UNA PAUSA :
- **Preparación:** Sentirse física y emocionalmente preparado.
- **Búsqueda de empleo:** Encuentre un trabajo que pueda adaptarse a las necesidades de los pacientes en diálisis.

9. LA IMPORTANCIA DE LA AUTONOMÍA :
- **Aprender a dializarse en casa:** Esta opción puede ofrecer una mayor flexibilidad.
- **Tome las riendas de su salud:** conozca sus necesidades y sus límites.

La integración social y profesional es clave para el bienestar de los pacientes en diálisis. Aunque puede haber desafíos, con el apoyo adecuado, comunicación y cierta adaptación, es posible llevar una vida satisfactoria y productiva mientras se gestionan las exigencias de la diálisis.

• Actividades físicas y de ocio

La actividad física y el ocio son esenciales para todos, incluidas las personas en diálisis. No sólo contribuyen a la salud física, sino también al equilibrio emocional y mental. Para los pacientes en diálisis, participar en actividades adecuadas puede mejorar la calidad de vida, aumentar la autoestima y ayudar a controlar el estrés asociado a su condición médica.

1. INTRODUCCIÓN :

- **Beneficios de la actividad física:** La importancia de mantenerse activo para la salud del corazón, la resistencia y la fuerza muscular.
- **Impacto en el bienestar emocional:** cómo la actividad física puede mejorar el estado de ánimo, reducir el estrés y fomentar la sensación de logro.

2. SELECCIONE UNA ACTIVIDAD ADECUADA :

- **Evaluación personal:** Comprender sus límites y escuchar a su cuerpo.
- **Consulta médica: Hable con** su nefrólogo o médico de cabecera antes de iniciar cualquier nueva actividad.

3. ACTIVIDADES FÍSICAS RECOMENDADAS :

- **Caminar:** Un excelente punto de partida para casi todo el mundo.
- **Natación:** Bajo impacto en las articulaciones a la vez que proporciona un entrenamiento de todo el cuerpo.
- **Ciclismo:** Ya sea en una bicicleta estática o al aire libre, es una forma excelente de fortalecer las piernas.
- **Yoga:** Mejora la flexibilidad y la fuerza y ofrece relajación mental.
- **Ejercicios de fortalecimiento: Uso de** pesas ligeras o bandas elásticas.

4. HAGA QUE LA ACTIVIDAD FÍSICA FORME PARTE DE SU RUTINA DIARIA :

- **Estiramientos:** Estiramientos ligeros por la mañana o antes de las sesiones de diálisis.
- **Paseos cortos:** Incorpore paseos cortos a lo largo del día.
- **Incorporar el ejercicio durante la diálisis:** Ciertos movimientos pueden realizarse incluso durante la diálisis.

5. ACTIVIDADES DE OCIO ADAPTADAS :

- **Jardinería: Una** actividad relajante que también proporciona ejercicio físico.
- **Arte y artesanía:** Pintura, punto, cerámica para estimular la mente a la vez que ofrece relajación.
- **Música:** Aprender un instrumento o simplemente escuchar música para relajarse.
- **Juegos de mesa y puzzles:** Una forma de socializar y estimular la mente.

6. LA IMPORTANCIA DE LA SOCIALIZACIÓN :

- **Únase a un grupo:** grupos de senderismo, natación o clubes de yoga para relacionarse con otras personas.
- **Actividades de grupo: Participe en** actividades que le permitan socializar y compartir experiencias.

7. CONSEJOS DE SEGURIDAD :

- **Hidratación:** Beba suficiente agua, teniendo en cuenta las restricciones asociadas a la diálisis.
- **Equipo adecuado:** Lleve calzado y ropa adecuados.
- **Escuche a su cuerpo:** Reconozca cuándo debe tomarse un descanso o cuándo debe interrumpir una actividad.

8. SUPERAR LOS RETOS:

- **Gestión de la fatiga:** cómo adaptar la actividad física cuando se sienta cansado o después de una sesión de diálisis.
- **Evite excederse: Consiga** un equilibrio entre mantenerse activo y no excederse.

Mantenerse activo y participar en actividades de ocio es beneficioso a varios niveles para los pacientes en diálisis. No sólo ayuda físicamente, sino que también desempeña un papel crucial en el bienestar mental y emocional. La clave está en elegir actividades adecuadas, consultar a los profesionales sanitarios con regularidad y escucharse a uno mismo para poder aprovechar al máximo cada momento.

Capítulo 6

EVOLUCIÓN
Y
PERSPECTIVAS

Las últimas innovaciones en diálisis

La diálisis, al igual que otros campos de la medicina, se ha beneficiado de importantes avances tecnológicos y de la investigación en los últimos años. Estas innovaciones pretenden mejorar la calidad de vida de los pacientes, aumentar la eficacia del tratamiento y reducir las posibles complicaciones. He aquí un repaso a algunas de las innovaciones más significativas en diálisis hasta mi último punto de actualización en 2021.

1. INTRODUCCIÓN :
- **La evolución de la diálisis:** Una breve historia de cómo ha progresado la diálisis a lo largo de las décadas.

2. MÁQUINAS DE DIÁLISIS PORTÁTILES :
- **Diseño compacto: para** facilitar el transporte y la diálisis en movimiento.
- **Beneficios para el paciente:** Mayor flexibilidad e independencia.

3. TELEMEDICINA EN DIÁLISIS :
- **Monitorización a distancia:** los profesionales sanitarios pueden monitorizar a distancia las sesiones de diálisis de los pacientes.
- **Consultas virtuales:** Los pacientes pueden consultar a su nefrólogo sin tener que desplazarse en persona.

4. MEJORAS EN LOS DIALIZADORES :
- **Aumento de la eficacia:** Mayor capacidad para eliminar residuos.
- **Compatibilidad biológica:** Reducción de reacciones alérgicas o complicaciones.

5. DIÁLISIS SIN AGUJA :

- **Tecnología en desarrollo:** Investigación para eliminar la necesidad de agujas durante el proceso de diálisis.
- **Posibles beneficios:** Menos dolor y riesgo de infección.

6. IMPLANTES BIOARTIFICIALES :

- **Riñones bioartificiales:** Dispositivos que combinan células vivas y elementos sintéticos para imitar la función renal.
- **Progreso actual:** ¿Cuánto ha avanzado la investigación y cuáles son los retos futuros?

7. INNOVACIÓN EN DIÁLISIS PERITONEAL :

- **Soluciones de diálisis:** mejoras para aumentar la eficacia y reducir la irritación.
- **Sistemas automatizados:** Máquinas que regulan los procesos de llenado, tiempo de permanencia y vaciado.

8. WEARABLES Y TECNOLOGÍA DE VIGILANCIA :

- **Dispositivos de monitorización en tiempo real:** Permiten a pacientes y médicos hacer un seguimiento de los niveles de toxinas y otros indicadores.
- **Alertas inteligentes:** Envío de notificaciones en caso de anomalías.

9. INVESTIGACIÓN EN CURSO :

- **Investigación de tejidos:** potencial para crear accesorios vasculares más duraderos.
- **Diálisis regenerativa:** Uso de la medicina regenerativa para reparar o reemplazar las funciones renales que fallan.

Las innovaciones en diálisis aportan esperanza a los millones de personas de todo el mundo que dependen de esta tecnología para sobrevivir. A medida que avanza la investigación, el futuro parece prometedor para seguir mejorando la eficacia del tratamiento y la calidad de vida de los pacientes.

Nota: Es fundamental subrayar que la investigación y la innovación siguen evolucionando después de 2021. Los lectores interesados en los avances más recientes deberán consultar las fuentes de información actuales en el campo médico.

Trasplante renal

• ¿Cuándo y por qué plantearse un trasplante?

El trasplante de riñón es una opción de tratamiento para muchos pacientes con enfermedad renal crónica (ERC) avanzada. El objetivo es sustituir la función de los riñones que fallan por un riñón procedente de un donante. Este procedimiento puede ofrecer una mejor calidad de vida y una vida más larga que la diálisis, pero también conlleva retos y riesgos.

1. INTRODUCCIÓN :
- **Definición de trasplante de riñón: ¿Qué** es un trasplante y cómo funciona?

2. VENTAJAS DEL TRASPLANTE SOBRE LA DIÁLISIS :
- **Esperanza de vida:** Los pacientes trasplantados suelen vivir más que los que se someten a diálisis.
- **Calidad de vida:** Mejor energía, menos restricciones dietéticas, tratamientos médicos menos frecuentes.
- **Costes económicos:** A largo plazo, el trasplante puede ser menos costoso que la diálisis.

3. CUÁNDO CONSIDERAR EL TRASPLANTE :

- **Fase avanzada de la ERC:** Suele producirse cuando la tasa de filtración glomerular (TFG) cae por debajo de 20 ml/min.
- **Antes de iniciar la diálisis:** En algunos casos, es posible realizar un trasplante preventivo incluso antes de iniciar la diálisis.
- **Edad y salud general:** Aunque la edad no es una contraindicación estricta, la salud general es crucial.

4. FUENTES DE RIÑONES PARA TRASPLANTE :

- **Donantes vivos:** Suelen ser familiares, amigos o, a veces, donantes altruistas.
- **Donantes fallecidos:** Personas que han donado sus órganos tras su muerte.

5. EVALUACIÓN PARA EL TRASPLANTE :

- **Examen médico:** Para determinar la idoneidad física para el trasplante.
- **Evaluación psicosocial:** Para examinar la capacidad del paciente para gestionar las exigencias del postrasplante.
- **Compatibilidad:** Pruebas para determinar la compatibilidad del donante y el receptor.

6. RIESGOS ASOCIADOS AL TRASPLANTE :

- **Rechazo:** El sistema inmunológico del receptor puede atacar al nuevo riñón.
- **Infecciones:** Los fármacos inmunosupresores pueden aumentar el riesgo de infecciones.
- **Efectos secundarios de la medicación:** Los medicamentos necesarios tras el trasplante pueden tener efectos secundarios.
- **Enfermedades recurrentes :** Ciertas enfermedades renales pueden reaparecer en el riñón trasplantado.

7. LA VIDA DESPUÉS DE UN TRASPLANTE :

- **Seguimiento médico regular:** Necesario para controlar la función del nuevo riñón.
- **Medicación de por vida: Los** fármacos inmunosupresores suelen ser necesarios de por vida.
- **Rehabilitación:** Vuelta a una vida normal con adaptaciones.

El trasplante renal es una intervención que puede ofrecer una mejor calidad de vida a muchos pacientes con ERC avanzada. Sin embargo, es una decisión importante que requiere una evaluación cuidadosa de los beneficios y los riesgos. Los pacientes y sus familias deben estar bien informados e implicados en el proceso de toma de decisiones.

• El papel de la enfermera en la preparación para el trasplante

La preparación para un trasplante de riñón es un proceso complejo que requiere una coordinación multidisciplinar. La enfermera desempeña un papel fundamental en este proceso, ya que es la principal persona implicada con el paciente, proporcionándole educación, preparación y apoyo emocional. Echemos un vistazo más de cerca a las responsabilidades de la enfermera durante esta fase crucial.

1. INTRODUCCIÓN :

- **La importancia de la preparación:** Por qué una preparación adecuada es esencial para el éxito del trasplante.

2. EDUCACIÓN DEL PACIENTE :

- **Proceso de trasplante:** Explique las diferentes etapas, desde las evaluaciones preoperatorias hasta la cirugía y los cuidados postoperatorios.

- **Riesgos y beneficios:** Presente los beneficios potenciales y las posibles complicaciones.
- **Medicación:** Información sobre los fármacos inmunosupresores y sus efectos secundarios.
- **Estilo de vida tras el trasplante:** Hable de los cambios de estilo de vida necesarios tras el trasplante.

3. EVALUACIÓN PREVIA AL TRASPLANTE :
- **Coordinación de las pruebas: Asegúrese** de que se llevan a cabo todas las pruebas necesarias.
- **Interpretar los resultados:** Ayudar al paciente a comprender los resultados de las pruebas y sus implicaciones.
- **Seguimiento de la vacunación: Asegúrese** de que el paciente está al día con las vacunas recomendadas antes del trasplante.

4. PREPARACIÓN PSICOLÓGICA :
- **Evaluación del bienestar emocional:** Identifique cualquier preocupación o temor que pueda tener el paciente.
- **Apoyo emocional:** proporcionar una escucha empática y remitir a recursos adicionales si es necesario (psicólogos, grupos de apoyo).

5. TRABAJAR CON EL EQUIPO MULTIDISCIPLINAR :
- **Coordinación de los cuidados:** colaboración estrecha con nefrólogos, cirujanos, dietistas, trabajadores sociales, etc.
- **Reuniones de equipo:** Asista a las reuniones para hablar de la evolución del paciente y de cualquier obstáculo para el trasplante.

6. PREPARACIÓN PARA EL DÍA DE LA OPERACIÓN :

- **Lista de comprobación preoperatoria: Asegúrese** de que se han completado todos los pasos necesarios antes de la operación.
- **Ayuno y medicación:** Dé instrucciones sobre las restricciones dietéticas y la toma de medicamentos antes de la cirugía.

7. PREPARACIÓN DEL VIAJE :

- **Cuidados a domicilio:** Educar a los pacientes y a sus familias sobre los cuidados postoperatorios en casa.
- **Señales de advertencia:** Eduque a las personas sobre las señales de complicaciones o rechazo a las que deben estar atentas.

8. PAPEL EN EL SEGUIMIENTO POSTRASPLANTE :

- **Consultas periódicas:** planificar y llevar a cabo el seguimiento del paciente tras la intervención quirúrgica.
- **Gestión de la medicación:** Supervise el cumplimiento de la medicación y ajuste las dosis si es necesario.

La enfermera es un pilar fundamental en la preparación para el trasplante. Como principal vínculo entre el paciente y el equipo médico, su papel es crucial para garantizar que el paciente esté bien informado, preparado y apoyado durante todo el proceso. Una preparación cuidadosa puede influir enormemente en el éxito del trasplante y en el bienestar general del paciente.

Consideraciones éticas sobre la diálisis

La diálisis, como tratamiento vital para muchas personas que padecen insuficiencia renal, plantea una serie de cuestiones éticas. El dilema entre prolongar la vida y la calidad de vida, el acceso equitativo al tratamiento y las decisiones al final de la vida son cuestiones que requieren una profunda reflexión ética.

1. INTRODUCCIÓN :
- **La diálisis en su contexto:** Presentación de la diálisis como un tratamiento esencial pero complejo.

2. VIDA MÁS LARGA FRENTE A CALIDAD DE VIDA :
- **Los beneficios de la diálisis:** La capacidad de la diálisis para prolongar la vida de los pacientes.
- **Los retos de la diálisis:** limitaciones, complicaciones y el impacto en la vida diaria de los pacientes.
- **Dilemas éticos:** ¿Cómo equilibrar el deseo de prolongar la vida con el potencial de sufrimiento o la reducción de la calidad de vida?

3. ACCESO EQUITATIVO AL TRATAMIENTO :
- **Disparidades en el acceso:** No todos los pacientes tienen el mismo acceso a la diálisis, en función de su situación geográfica, socioeconómica, etc.
- **Priorizar a los pacientes:** ¿Cómo determinar quién recibe tratamiento cuando los recursos son limitados?
- **Coste de la diálisis:** las implicaciones éticas de sufragar los costes del tratamiento.

4. FINAL DE LA VIDA Y CESE DE LA DIÁLISIS :
- **Respeto de la autonomía del paciente:** El derecho del paciente a decidir interrumpir la diálisis.
- **Toma de decisiones compartida :** ¿Cómo pueden los profesionales sanitarios ayudar a los pacientes a tomar una decisión informada?
- **Consideraciones religiosas y culturales:** ¿Cómo influyen las creencias personales en las decisiones sobre el final de la vida?

5. CONSENTIMIENTO INFORMADO :

- **Información completa:** Garantizar que los pacientes comprendan plenamente los riesgos, los beneficios y las alternativas.
- **Toma de decisiones autónoma:** Respetar las decisiones del paciente asegurándose de que se basan en un entendimiento claro.

6. DIÁLISIS EN NIÑOS Y ANCIANOS :

- **Consentimiento :** Los retos éticos de obtener el consentimiento de menores y ancianos.
- **Priorización:** ¿Cómo se puede determinar el acceso a la diálisis de estos grupos vulnerables?
- **Calidad de vida:** Las implicaciones particulares de la diálisis para estas poblaciones.

7. INNOVACIÓN E INVESTIGACIÓN :

- **Ensayos clínicos:** los dilemas éticos de la participación de los pacientes en la investigación sobre diálisis.
- **Nuevos tratamientos :** ¿Cómo equilibrar la esperanza de los nuevos tratamientos con los riesgos potenciales?

Las cuestiones éticas que rodean a la diálisis son complejas y requieren una cuidadosa consideración. A medida que la medicina sigue avanzando, los profesionales sanitarios, los pacientes y la sociedad en su conjunto deben trabajar juntos para abordar estos retos con compasión, respeto e integridad.

Capítulo 7

RECURSOS
Y
HERRAMIENTAS

Herramientas de documentación para enfermeras

La documentación desempeña un papel crucial en los cuidados de enfermería. No sólo garantiza la continuidad de los cuidados, sino que también sirve como medio de comunicación entre los profesionales sanitarios y proporciona un registro legal de los cuidados prestados. He aquí una lista de herramientas de documentación esenciales para las enfermeras:

1. HISTORIA CLÍNICA ELECTRÓNICA (HCE) :
- **Resumen:** Introducción a los EMR y su importancia en el contexto sanitario moderno.
- **Características:** Capacidad para introducir, almacenar, recuperar y compartir información sobre los pacientes.
- **Beneficios:** Acceso rápido, menos errores, mejor coordinación de la atención.

2. REGISTROS DE CUIDADOS DE ENFERMERÍA :
- **Planes de cuidados:** Elaboración, actualización y seguimiento de los planes de cuidados individuales.
- **Notas de evolución:** Documentación de los cambios en el estado del paciente y de las intervenciones realizadas.

3. HERRAMIENTAS DE CLASIFICACIÓN :
- **Escalas de dolor:** herramientas para evaluar y documentar el dolor del paciente.
- **Listas de comprobación de la evaluación:** Listas utilizadas para evaluar rápidamente el estado de un paciente al ingreso, durante los cambios de estado o al alta.

4. APLICACIONES MÓVILES PARA ENFERMERAS :

- **Guías de medicamentos:** Aplicaciones que ofrecen información detallada sobre los medicamentos, sus interacciones, dosis, etc.
- **Calculadoras médicas:** Para dosis de fármacos, índices corporales, conversiones, etc.
- **Cuaderno de bitácora: Lleve** un registro de horarios, tareas y notas personales.

5. REGISTROS ESPECIALIZADOS :

- **Registros de vacunación:** seguimiento de las vacunas administradas y por administrar.
- **Registros de heridas:** Documentación del cuidado de las heridas, incluido el tamaño, la profundidad, el aspecto, etc.

6. SISTEMAS DE GESTIÓN DE PEDIDOS :

- **Recetas electrónicas:** para enviar, seguir y confirmar recetas médicas.
- **Pedidos de pruebas diagnósticas:** herramientas para solicitar, seguir y recibir los resultados de las pruebas.

7. FORMACIÓN Y RECURSOS EN LÍNEA :

- **Plataformas de e-learning:** cursos y formación para el desarrollo profesional continuo.
- **Bases de datos médicas:** acceso a artículos, estudios y guías de buenas prácticas.

8. HERRAMIENTAS DE COMUNICACIÓN :

- **Sistemas de mensajería electrónica segura:** Para una comunicación segura con otros profesionales sanitarios.
- **Software de videoconferencia:** Para consultas a distancia o comunicación con especialistas.

9. SISTEMAS DE MONITORIZACIÓN DE PACIENTES :

- **Monitores portátiles:** Para controlar las constantes vitales de los pacientes en tiempo real.
- **Sistemas de alerta:** Para señalar cualquier cambio importante en el estado de un paciente.

Con la rápida evolución de la tecnología médica, es crucial que las enfermeras dispongan de las herramientas que necesitan para documentar eficazmente su trabajo, garantizar la seguridad de los pacientes y mejorar la calidad de los cuidados. Familiarizarse con estas herramientas y formarse regularmente en ellas es esencial para mantenerse al día y optimizar la prestación de cuidados.

Asociaciones y organizaciones para apoyo profesional

Las enfermeras, al igual que otros profesionales sanitarios, se benefician del apoyo y los recursos que ofrecen diversas asociaciones y organizaciones. Estas entidades desempeñan un papel esencial a la hora de proporcionar formación continua, oportunidades para establecer contactos, defensa profesional y apoyo para cuestiones o preocupaciones específicas. A continuación se ofrece una lista no exhaustiva de asociaciones y organizaciones destacadas para el apoyo profesional de las enfermeras:

1. ORGANIZACIONES INTERNACIONALES :

- **Consejo Internacional de Enfermeras (CIE):** Una federación de más de 130 asociaciones nacionales de enfermería, que representa a los millones de enfermeras de todo el mundo.

2. ASOCIACIONES NACIONALES :

(Esto se basa en un contexto francófono, pero muchas regiones tendrán equivalentes similares)

- **Ordre National des Infirmiers (Francia):** Organismo profesional que regula la profesión enfermera en Francia.
- **Asociación Canadiense de Enfermeras (CNA):** Organización profesional nacional de enfermeras canadienses.
- Association Belge des Praticiens de l'Art Infirmier (ABP): Representa a los enfermeros en Bélgica.
- Fédération Suisse des Associations d'Infirmières et Infirmiers (FSAS): Representa a los enfermeros en Suiza.

3. ORGANIZACIONES ESPECIALIZADAS :

- Asociación Francesa de Enfermeras de Diálisis, Trasplante y Nefrología (AFIDTN) : Para enfermeras especializadas en nefrología.
- Association des Infirmières et Infirmiers en Urgence du Québec (AIIUQ): Para enfermeras que trabajan en el sector de urgencias.
- Sociedad Francesa de Enfermeras Anestesistas (SFIA): Para enfermeras anestesistas.

4. ASOCIACIONES DE INVESTIGACIÓN Y EDUCACIÓN :

- Association pour le Développement de la Recherche en Soins Infirmiers (ADRSI): Promueve la investigación en enfermería.
- **Institut de Formation en Soins Infirmiers (IFSI):** Organismos que imparten formación inicial a los enfermeros.

5. ORGANIZACIONES DE APOYO Y BIENESTAR :

- **Nightingale Trust:** Organización dedicada al bienestar y apoyo de las enfermeras en momentos de estrés o dificultad profesional.

- **Programas de apoyo para profesionales sanitarios**: Disponibles en muchas regiones, estos programas ofrecen apoyo psicológico y recursos a los profesionales sanitarios.

6. GRUPOS DE TRABAJO EN RED Y FOROS EN LÍNEA :

- **Infirmiers.com:** portal de información y foro para enfermeras francófonas.
- **Grupos de LinkedIn específicos para enfermeras:** espacios para compartir recursos, debatir cuestiones profesionales y establecer contactos con colegas.

La afiliación o participación en estas asociaciones y organizaciones puede beneficiar enormemente a las enfermeras, tanto si están al principio de su carrera como si tienen años de experiencia. Estas estructuras proporcionan una plataforma para la formación continua, la defensa, el apoyo profesional y el crecimiento personal. Se aconseja a las enfermeras que exploren las opciones disponibles en su región o especialidad para maximizar los beneficios de estos recursos profesionales.

Asesoramiento sobre formación continua

La formación continua es esencial para los profesionales sanitarios, en particular para las enfermeras. No sólo les permite mantenerse al día de los últimos avances médicos, sino que también les ayuda a reforzar las habilidades existentes y a adquirir otras nuevas. He aquí algunos consejos para una formación continua eficaz y gratificante:

1. EVALÚE SUS NECESIDADES E INTERESES :

- Identifique las áreas en las que cree que podría necesitar más formación o aquellas que le apasionan especialmente.

2. PLANIFIQUE CON ANTELACIÓN:

- Anote las fechas de los cursos de formación, seminarios o talleres a los que le gustaría asistir.
- Planifique su presupuesto para gastos de formación, viajes, etc.

3. APROVECHE AL MÁXIMO LOS RECURSOS EN LÍNEA :

- Los cursos en línea (MOOC), los seminarios web y los vídeos didácticos pueden ser formas eficaces y flexibles de aprender.
- Plataformas como Coursera, Udemy y Khan Academy ofrecen muchos cursos relevantes para los profesionales sanitarios.

4. ÚNASE A ASOCIACIONES PROFESIONALES:

- Estas organizaciones suelen ofrecer cursos de formación continua, seminarios y conferencias a precios reducidos para sus miembros.
- También pueden proporcionar créditos de formación o certificaciones.

5. LEA CON REGULARIDAD :

- Suscríbase a revistas profesionales, boletines o blogs especializados para mantenerse al día de las últimas investigaciones y métodos.

6. PARTICIPE EN CONFERENCIAS Y TALLERES:

- Estos eventos no sólo son educativos, sino que también brindan la oportunidad de establecer contactos con colegas y expertos en la materia.

7. BUSQUE OPORTUNIDADES DE FORMACIÓN EN SU LUGAR DE TRABAJO:

- Algunos establecimientos sanitarios ofrecen cursos de formación continua o patrocinan la participación en actos educativos.

8. FORMACIÓN EN GRUPO :

- Organice sesiones de formación con sus colegas. El aprendizaje en colaboración puede ser más interactivo y estimulante.

9. NO TEMA SALIR DE SU ZONA DE CONFORT:

- Explorar áreas de formación no directamente relacionadas con su especialidad puede enriquecer su perspectiva profesional.

10. LLEVE UN REGISTRO DE SU FORMACIÓN :

- Documente todas sus actividades de formación continua. Esto puede ser útil para evaluaciones profesionales, reconocimientos o renovaciones de licencias.

11. PIDA RETROALIMENTACIÓN :

- Después de aplicar los nuevos conocimientos o habilidades en su práctica, pida a sus colegas o superiores que le den su opinión para asegurarse de que los está utilizando con eficacia.

12. SEA CURIOSO:

- La medicina y la enfermería evolucionan constantemente. Cultive una actitud de aprendizaje permanente sintiendo siempre curiosidad por los nuevos avances y técnicas.

La formación continua es una inversión en su carrera y en la calidad de la atención que presta a sus pacientes. Si toma la iniciativa de seguir formándose y utiliza los recursos que tiene a su disposición, no sólo podrá reforzar sus competencias profesionales, sino también elevar el nivel de los cuidados en su campo.

CONCLUSIÓN

El viaje
de la
enfermera
de diálisis

El viaje de cada enfermera de diálisis es único, moldeado por las experiencias personales, los encuentros con los pacientes y la constante evolución de los conocimientos y las habilidades. A menudo, este viaje comienza con una simple curiosidad por un área de especialización y se desarrolla hasta convertirse en una carrera apasionante y gratificante. Este capítulo explora ese viaje, desde el descubrimiento inicial hasta el dominio de la especialidad.

1. DESCUBRIMIENTO: LOS PRIMEROS PASOS HACIA LA DIÁLISIS

- **La primera chispa:** cómo un enfermero descubre la diálisis y qué le atrae de este campo.
- **Formación inicial:** Los estudios y la formación específicos necesarios para convertirse en enfermero de diálisis.
- **Primeras experiencias:** La realidad de trabajar en diálisis, los retos y las recompensas.

2. LOS PRIMEROS AÑOS: FAMILIARIZARSE CON LA ESPECIALIDAD

- **Adaptarse al entorno:** La rutina de una unidad de diálisis, la tecnología y los pacientes.
- **Desarrollo de competencias:** La importancia de la formación continua y del aprendizaje en el puesto de trabajo.
- **Los primeros retos:** la gestión de las complicaciones, las urgencias y el aspecto emocional de la gestión de los pacientes crónicos.

3. DOMINIO: CONVERTIRSE EN UN EXPERTO EN DIÁLISIS

- **Ampliando sus conocimientos:** Investigando, asistiendo a conferencias y formando a otros profesionales.
- **La relación paciente-enfermera:** Cultivar relaciones duraderas con los pacientes y sus familias.

- **Innovación y liderazgo:** Tomar iniciativas para mejorar la atención y el funcionamiento de la unidad de diálisis.

4. ALTIBAJOS: GESTIONAR LOS RETOS EMOCIONALES

- **Momentos difíciles:** afrontar la pérdida de un paciente, complicaciones graves y estrés.
- **Momentos gratificantes:** Celebrar los éxitos, como el éxito de un trasplante o la mejora de la calidad de vida de un paciente.
- **Encontrar el equilibrio:** La importancia de cuidarse, encontrar fuentes de apoyo y renovar la pasión por su profesión.

5. MIRANDO AL FUTURO : EVOLUCIÓN Y ASPIRACIONES

- **La diálisis del futuro:** innovaciones tecnológicas y avances médicos por venir.
- **Amplíe sus horizontes:** explore otros campos relacionados, como los trasplantes o la investigación.
- **El legado de una enfermera de diálisis:** el impacto duradero dejado en los pacientes, los colegas y la profesión.

El viaje de la enfermera de diálisis es un viaje de aprendizaje, desafío, éxito y evolución. Al reconocer y valorar cada etapa de este viaje, podemos comprender mejor el profundo impacto que estos profesionales tienen en la vida de sus pacientes y en el mundo de la asistencia sanitaria. Este viaje es un testimonio de dedicación, pericia y compasión.

La importancia de la empatía y comprensión

En el mundo de la medicina, la habilidad técnica es primordial, pero sin empatía y comprensión, la calidad de la atención prestada puede verse comprometida. Estas cualidades humanas son esenciales para establecer una relación terapéutica eficaz con los pacientes. En este capítulo, exploramos por qué la empatía y la comprensión son cruciales para cualquier profesional sanitario, en particular para los que trabajan en áreas especializadas como la diálisis.

1. DEFINICIONES: EMPATÍA VS. SIMPATÍA

- **Comprender la empatía:** ponerse en el lugar de la otra persona sin juzgarla.
- **La diferencia con la simpatía:** sentir por el otro frente a sentir con el otro.

2. LA EMPATÍA COMO HERRAMIENTA TERAPÉUTICA

- **Establecer una conexión:** cómo la empatía facilita una relación de confianza con el paciente.
- **Mejorar el cumplimiento:** la importancia de una buena comunicación para animar a los pacientes a seguir el tratamiento y los consejos.

3. LOS BENEFICIOS DE LA EMPATÍA PARA LOS PROFESIONALES SANITARIOS

- **Reducir el agotamiento:** cómo un enfoque empático puede ayudar a gestionar el estrés laboral.
- **Mejora de la satisfacción laboral:** el placer de prestar una atención centrada en el paciente.

4. LOS RETOS DE LA EMPATÍA EN LA PRÁCTICA

- **Evite la sobrecarga emocional:** Consiga un equilibrio entre implicarse emocionalmente y mantener una distancia profesional.
- **Los límites de la empatía:** reconocer cuándo dar un paso atrás o pedir apoyo.

5. COMPRENSIÓN: MÁS ALLÁ DE LA EMPATÍA

- **Conocer al paciente como individuo: tener en cuenta su** historia personal, sus creencias y sus preocupaciones.
- **Aspectos culturales:** Comprender y respetar las diferencias culturales para proporcionar una atención adecuada.

6. CULTIVAR LA EMPATÍA Y LA COMPRENSIÓN: CONSEJOS PARA LOS PROFESIONALES

- **Formación complementaria:** Cursos y talleres sobre comunicación empática.
- **Supervisión y apoyo entre iguales:** hablar de experiencias y retos con colegas.
- **Prácticas de atención plena:** Técnicas para permanecer centrado y presente para cada paciente.

La empatía y la comprensión no son simplemente "habilidades blandas"; son esenciales para proporcionar una atención de calidad. Nos permiten ver al paciente como un todo, yendo más allá de un simple diagnóstico médico para considerar al ser humano con sus emociones, preocupaciones y esperanzas. Al poner en práctica la empatía y la comprensión, los profesionales sanitarios no sólo pueden mejorar la calidad de la atención, sino también encontrar un significado más profundo en su trabajo.

Hacia un futuro lleno de esperanza y progreso

En un momento en que la medicina evoluciona a una velocidad vertiginosa, también la diálisis es testigo de prometedoras innovaciones. Los avances tecnológicos, combinados con una mejor comprensión de las necesidades de los pacientes, están allanando el camino hacia un futuro en el que las personas que sufren insuficiencia renal puedan llevar una vida aún más normal y satisfactoria.

1. EL PANORAMA ACTUAL DE LA DIÁLISIS

- **Las limitaciones de las tecnologías actuales:** una visión general de los retos a los que se enfrentan pacientes y cuidadores.
- **El impacto en la calidad de vida:** cómo afecta la diálisis actual a la vida diaria de los pacientes.

2. INNOVACIONES TECNOLÓGICAS EN DIÁLISIS

- **Máquinas portátiles:** aparatos más ligeros y compactos para la diálisis en casa o en movimiento.
- **Biotecnología:** riñones artificiales y la esperanza que representan para un tratamiento menos invasivo.
- **Telemedicina:** monitorización remota del paciente para una intervención precoz en caso de complicaciones.

3. TRATAMIENTOS MÁS PERSONALIZADOS

- **Medicina de precisión:** cómo la genética y el análisis de datos pueden ayudar a adaptar los tratamientos.
- **Protocolos adaptados:** cuidados diseñados en torno al individuo en lugar de un estándar.

4. LA PREVENCIÓN COMO PIEDRA ANGULAR

- **Educación del paciente:** Sensibilización sobre las causas y la prevención de la insuficiencia renal.
- **Programas de detección:** identificar a las personas de riesgo para una intervención precoz.

5. EL PAPEL DE LA EMPATÍA Y LA COMPRENSIÓN EN ESTE FUTURO

- **Una atención más holística:** combinar tecnología y humanidad para ofrecer mejores cuidados.
- **La importancia de escuchar:** comprender las aspiraciones y preocupaciones de los pacientes en este nuevo panorama médico.

6. TRABAJAR JUNTOS POR UN FUTURO MEJOR

- **La importancia de las asociaciones:** colaboración entre investigadores, médicos, pacientes y empresas.
- **El poder de la comunidad:** cómo pueden unirse pacientes y cuidadores para influir en la política sanitaria y la investigación.

El futuro de la diálisis, con sus innovaciones y mejoras, es una fuente de esperanza para muchas personas en todo el mundo. Al situar las necesidades y aspiraciones de los pacientes en el centro de estos avances, avanzamos hacia una época en la que la insuficiencia renal ya no será una condena a una vida limitada, sino uno de tantos retos médicos, con soluciones avanzadas y adecuadas. La esperanza y el progreso, de la mano, iluminan el camino hacia un futuro mejor para todos.

GLOSARIO DE TÉRMINOS MÉDICOS

A

- **Anemia:** Reducción del número de glóbulos rojos en la sangre, lo que puede provocar cansancio y palidez.
- **Anticoagulante :** Fármaco que impide la coagulación (espesamiento) de la sangre.
- **Arteria:** Vaso sanguíneo que transporta la sangre del corazón al resto del cuerpo.

B

- **Biopsia:** extracción de una pequeña muestra de tejido para su examen microscópico.
- **Chequeo renal:** serie de pruebas para evaluar la función de los riñones.

C

- **Catéter:** tubo flexible que se introduce en una vena o en otra parte del cuerpo para administrar medicamentos, extraer sangre o realizar otros procedimientos.
- **Creatinina:** Sustancia química filtrada por los riñones, a menudo medida para evaluar la función renal.

D

- **Dializado:** Solución utilizada en diálisis para eliminar los residuos sanguíneos.
- **Dializador:** Dispositivo utilizado para filtrar la sangre durante la diálisis.

E

- **Electrolito:** Sustancia química, como el sodio o el potasio, esencial para las funciones vitales del organismo.

- **Eritropoyetina (EPO):** Hormona producida por los riñones que estimula la producción de glóbulos rojos.

F

- **Filtración:** Proceso por el que los riñones eliminan los productos de desecho de la sangre.

G

- **Glomérulo:** Pequeña estructura de los riñones donde tiene lugar la filtración de la sangre.

H

- **Hemodiálisis:** Tipo de diálisis que utiliza una máquina para filtrar los desechos de la sangre.
- **Hipertensión:** Aumento de la tensión arterial.

I

- **Insuficiencia renal:** Incapacidad de los riñones para filtrar la sangre correctamente.

J

K

- **Kalemia:** concentración de potasio en la sangre.

L

M

- **Metabolito:** Subproducto químico de la actividad celular, a menudo filtrado por los riñones.

N

- **Nefrología:** Rama de la medicina especializada en las enfermedades renales.
- **Nefrona:** Unidad funcional de los riñones, que comprende el glomérulo y los túbulos.

O

P

- **Peritoneo:** Membrana que recubre la cavidad abdominal y envuelve los órganos, utilizada en la diálisis peritoneal.
- **Proteinuria: Presencia** de proteínas en la orina, un signo potencial de problemas renales.

Q

R

- **Riñón:** Órgano encargado de filtrar la sangre y producir orina.

S

- **Sodio:** Electrolito esencial para el equilibrio de líquidos y otras funciones corporales.

T

- **Toxina:** Sustancia nociva que puede acumularse en la sangre si los riñones no funcionan correctamente.

U

- **Urea:** Desecho producido por el metabolismo de las proteínas y filtrado por los riñones.
- **Urólogo:** Médico especializado en enfermedades de las vías urinarias y del aparato reproductor masculino.

V

- **Vena:** Vaso sanguíneo que transporta la sangre desde los órganos y tejidos hasta el corazón.

W

X

Y

Z

Tenga en cuenta que este glosario está simplificado y destinado a un público no especializado. Para una versión más detallada, deben consultarse fuentes médicas especializadas.

REFERENCIAS Y LECTURAS RECOMENDADAS

1. Obras generales sobre nefrología
   - *El riñón de Brenner & Rector.* Taal MW, Chertow GM, Marsden PA, Skorecki K, Yu ASL, Brenner BM (eds). Elsevier.
   - *Nefrología clínica integral.* Feehally J, Floege J, Johnson RJ, Tonelli M (eds). Elsevier.

2. Especialización en diálisis
   - *Manual de diálisis.* Daugirdas JT, Blake PG, Ing TS (eds). Wolters Kluwer.
   - *Diálisis clínica.* Nissenson AR, Fine RN (eds). McGraw-Hill Education.

3. Cuidados de enfermería en nefrología
   - *Enfermería renal.* Thomas N (ed). Wiley-Blackwell.
   - *Manual de trasplante renal y pancreático.* Ziring D, Danovitch G, Cohen D (eds). Wiley-Blackwell.

4. Aspectos psicológicos y sociales de la diálisis
   - Vivir con enfermedad renal: Una guía completa para hacer frente a la enfermedad renal crónica. Levy J, Stevens PE. Wiley-Blackwell.
   - Aspectos psicosociales de la enfermedad renal crónica: explorando el impacto de la ERC, la diálisis y el trasplante en los pacientes. Agarwal R, Thomas N (eds). Academic Press.

5. Nutrición y diálisis
   - Comer bien con insuficiencia renal: guía práctica y libro de cocina. Thomas M, Thomas N, Lambie H. Class Publishing.

- Libro de cocina de la dieta renal: La guía completa para unos riñones sanos. Jones C. Rockridge Press.

6. Innovaciones en diálisis
   - Órganos artificiales. Nosé Y (ed). Wiley.
   - Telemedicina en la UCI. Vukmir RB. Springer.

7. Ética médica
   - *El Manual Oxford de Bioética.* Steinbock B (ed). Oxford University Press.
   - Ética médica: relatos de casos pioneros. Pence GE. McGraw-Hill Education.

8. Revistas profesionales
   - Revista de la Sociedad Americana de Nefrología (JASN)
   - Riñón Internacional
   - Revista Americana de Enfermedades Renales (AJKD)
   - Revista de enfermería nefrológica

9. Organizaciones y asociaciones
   - Fundación Nacional del Riñón Página web oficial
   - Sociedad Internacional de Nefrología Sitio web oficial

10. Cursos en línea y seminarios web
    - Coursera: Introducción a las enfermedades renales
    - Educación nefrológica Medscape

Es importante tener en cuenta que los títulos, editoriales y enlaces se facilitan a modo de ejemplo y es posible que deban actualizarse. Asegúrese siempre de consultar las ediciones más recientes y compruebe los enlaces de los recursos en línea.

www.ingramcontent.com/pod-product-compliance
Lightning Source LLC
Chambersburg PA
CBHW071207290526
45796CB00008B/171